「毎日音読」で人生を変える

活力が出る
若くなる
美しくなる

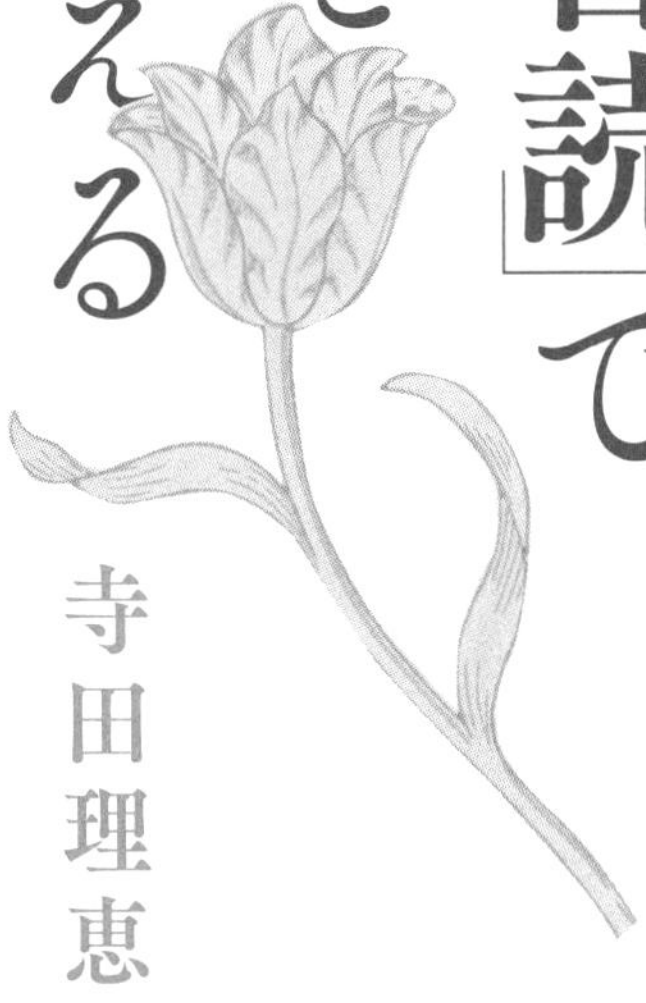

寺田理恵子

さくら舎

はじめに――なぜ「音読」を始めたか

突然すぎた夫の死

まず、私がこの本を書くきっかけとなった出来事からお話しさせていただきます。

私はアナウンサーとしてフジテレビに5年間在局していました。その後、フリーアナウンサーとなり、２０００年からは仕事を離れ、専業主婦として子育てに専念する日々を送っていました。

私の生活に変化が起きはじめたのは、50歳の誕生日を迎えるちょっと前ころからです。父の糖尿病が悪化し、心臓の手術を受けるなど、入退院が続いていました。ちょうどそのころ、70代半ばの母は認知症が徐々に進行していました。

わが家から車で20分くらいのところに住んでいる両親の介護と、まだ幼稚園児の次女の世話、大学受験を控えている長女。とにかくそのころの私は、専業主婦とはいえ、ソファにゆったり座ってテレビを見たり本を読んだりする暇もないほど忙しく、頭の中は常にあれやって、これやってというように、次にやることしか考えられませんでした。

いよいよ母の認知症の症状が進み、夫婦二人で老々介護の暮らしが難しくなってくると、私たちきょうだいは話し合って、母だけでも老人ホームで暮らせるように準備を進めていました。そして、母のホーム入居の当日、父が入院中に急逝しました。

私にとって、はじめて体験した家族の死は受け入れられないほどのショックでした。

それから3年後の、２０１２年12月、私の夫が急逝しました。53歳でした。

亡くなる2日前、夫は身体の不調を訴えていました。


亡くなる直前まで会話をしていた人が、その数分後、うめき声をあげ、お風呂場でシャワーを浴びながら倒れたのです。意識を失って、普通でないことは見てすぐにわかりました。震える手で電話をかけるも、あまりのショックで声を出すのもやっと。過呼吸で苦しくなり、自分まで意識を失いそうでした。

救急車が到着したときには、すでに心肺停止。救急救命も及ばず、帰らぬ人となりました。

フラッシュバックに襲われることがあるくらいに、当時のことは、いまでもはっきりと覚えています。

目の前で起きていることが現実と思えず、すべての身体の感覚を失った状態。

歩いていても、雲の上を歩いているようで、話していても、自分の頭の中は空っぽ。

病院から帰宅する途中、タクシーから見た景色は、すべて白黒でした。

配偶者の死。

それは大きなストレッサーとなり、私の心身に強い打撃を与えました。

身体に異変⁉

ストレスによる身体の不調は、全身に表れはじめました。

食欲不振と不眠。長女が用意してくれる食事も、食べなくてはと頑張って口に入れるのですが、飲みこむのがやっと。床にはいっても、頭の中は妙に冴《さ》えわたり、なぜか耳だけがとても敏感。時計の針の動く音が妙に響いて聞こえ、布団をかぶるけれど、どうにもならない。1週間で4キロ痩《や》せました。

当時、次女は小学生だったので、何とか私が頑張らなくてはいけないという使命感が、私の気持ちを強くさせていました。それでも、以前のように思うように身体が動かず、やる気が出ない。うつ症状に近い状態でした。

当時私は51歳。更年期ともいえる年齢でもあるうえ、小学生の子育てと老人ホームにいる認知症の母の世話（週に3回以上面会）というダブルケア。それに加え、夫の死にともなう煩雑《はんざつ》な事務手続き。このようなことが一気に思いがけないほどの負荷《ふか》となりました。

毎日毎日一つ一つ片づけていくことで精いっぱい。その手続きが私を一層うつにしていきました。人に会いたくなくて、不要不急の外出は一切せず、家にこもっている日が半年以上続きました。

そのころ、自分の身体の異変に気がついたのです。家にいて、新聞などの文字を読んでいても、まったく頭に入らない。ニュースを聞いていても、以前ほど自分の身に置き換えて考えることもできない。常に頭の中はカスミがかかっているかのように、ぼーっとしているのです。

そんな状態ですから、冷蔵庫にラップをしまおうとしたり、買い物をしていてお釣りをもらうのを忘れてレジから離れ、店員さんに呼び止められたり、ふとした瞬間、「いま何をしようと思っていたんだっけ」ということが起こるようになったのです。

認知症の母に近づいていくような気がして、たまらなく不安になりました。

それでも、娘たちのために何とか頑張らねばと、久しぶりに地下鉄に乗って出かけたときのこと、上り階段でふらつき、後ろに引っくり返りそうになりました。それでも頑張って地上に出たときには、息がハアハアして、心臓はドキドキ、膝《ひざ》は疲れてガクガクでした。

そのとき、私の母のことが頭を横切りました。いまの私のカラダ年齢は80歳の母と同じくらいかもしれない。

「日にち薬」がある！

いま私は死ねない。子どものためにも、元気でいなくてはいけない。治《なお》したい。そんな気持ちからドクターショッピングのごとく、病院めぐりです。

動悸《どうき》がして不整脈が出て病院に行くと「どこも異常はないですね」といわれ、食欲がない、胃が痛いと訴えれば、「ストレス性ですね」。ヘルペスや吹き出物が出て皮膚科に行くと「免疫力が弱まっているんですね」。膝・腰・肩などの関節が痛いと整形外科に行けば「老化です。更年期でもあるので筋肉が固まってきているんです。運動してください」。視力が急激に落ちてチカチカする（本当に目の前に星が輝きました）と眼科に行けば「問題はありません。よく寝てください」。

当時の私は、夫の急逝ということもあり、自分が次に急逝したら子どもたちが可哀想だという思いから、身体の不調が不安で仕方ありませんでした。それだけに、「問題ありません」「異常ありません」という言葉はとても嬉《うれ》しいものでした。

一方、「老化」「更年期」という言葉は、別の不安を生みました。それに、異常がないといっても、実際症状はあるのだから、どうにかしてほしい、いや、どうにかしなくてはという焦《あせ》りもありました。

「老化」「更年期」にあらがうことはできなくても、進行を遅くすることはできるのではないか。ストレスの原因がわからない人ほど、ストレスを抱えこみ、うつになりやすいといわれていますが、私の場合、うつの原因が夫の死であるとわかっているのだから、時間が経てば、このストレスはなくなるはずです。

大切な人を失ったときの深い悲しみ・苦しみから起こる身体上・精神上の変化をグリーフといいます。グリーフは、日にち薬が効きます。日にち薬とは、時間です。時が経てば、身体上・精神上の変化は治ってくるというものです。

これは私が心理学を大学で学んだとき、そして父を失ったとき、心にとめておいたことです。いつか、治る……時が経てば。

でも、時が経てば、私の老化は進んでいく……。どうにかならないものだろうか……。

転機の訪れ

夫の死から2年。転機が訪れました。

ひょんなことからフリーアナウンサーの生島《いくしま》ヒロシさんとお会いすることになったのです。生島さんとは私がフジテレビを退職し、フリーアナウンサーとなったときの最初の番組TBS「ビッグモーニング」でご一緒していました。

生島さんは、週刊誌で私の夫が急逝したことを知り、心配してくださっていたとのこと。といっても、私は2000年からアナウンサー業からまったく離れていたので、20年ぶりの再会は嬉しいものの、緊張と不安でいっぱいでした。

そのとき、生島さんから思いがけないことをいわれました。「またアナウンサーをやったら？　寺田さんなら大丈夫だよ」と。

「無理ですよ。14年間もブランクがあるんですから」と返答したのですが、「大丈夫！　大丈夫！　できるよ！」と背中を押してもらい、生島企画室に所属させていただくことになりました。そしてラジオで20年ぶりに生島さんのアシスタントを務めさせていただくことになったのです。

でも内心、焦りまくりでした。表面上普通に接していても、私の身体はまだまだ、完全に戻っていません。しかも、14年間のブランクで、私はマスコミ業界の浦島太郎状態。

その日から、トレーニングとして家で新聞の音読《おんどく》を始めたのですが、声は思うように出ないし、舌はもつれるし……。あまり人と会っていないから、会話の反応も遅い。普段は小学生と大学生の娘たちとの生活なので、会話のレパートリーも少ない。これじゃ、やっぱりダメだ……。

そこで私は、ヨガに通い、自律神経を鍛《きた》えるべく呼吸法を学び、身体を整えることから始めました。そしてアナウンサーの研修を思い出し、初心に戻って、発声・発音・滑舌《かつぜつ》などから自分を鍛えていったのです。53歳のときでした。

その成果は、着実に心身に表れてきました。その後、身体も心も脳も（年齢相応に！笑）すっかり元気になり、還暦を迎えるいまも自信をもって仕事をしています。自分がやってよかったことなので、自信をもって皆様にお伝えすることができます。

本書では、私が実践したことをご紹介します。美の秘訣は「心と身体が元気であること」。毎日が笑顔で過ごせるようになることを願って書きました。誰でも一人で手軽にできる「音読」。この本を手にした「いま」から、「毎日音読」を始めましょう！

◎目次

第2章 簡単！ 寺田式音読レッスン

第3章 たのしく「毎日音読」!

「毎日音読」で人生を変える

——活力が出る・若くなる・美しくなる

第1章

音読は
いいことだらけ！

心身のコンディションを知る20のチェックポイント

年齢を重ねるにつれて、心身の不調を訴える人が多くなってきます。アンチエイジングといって、シミとり、シワとり、栄養補助食品、いろいろ試したくなりますが、見た目をどんなに頑張っても、加齢による身体の衰《おとろ》えは止めることができません。

そこで「老化」という言葉が気になりはじめたら、おすすめしたいのが音読です。

〈最近、こんなことはありませんか〉

❶声が出にくい
❷声に自信がない
❸何度も聞き返される
❹頬《ほお》のたるみが目立つ
❺姿勢が悪くなった
❻肩こりがひどい
❼口が乾きやすい
❽むせることが多くなった

❾すぐに言葉が出ない
❿理解力が衰えている
⓫物忘れをする
⓬人と話す機会がなくなった
⓭話すことが億劫《おっくう》だ
⓮人と会いたくない
⓯イライラしている
⓰眠れない
⓱集中力が続かない
⓲教養を深めたい
⓳刺激がほしい
⓴何か新しいことがしたい

悩みを解決する「音読力」

この中で、あてはまることがあった方、もしかしたら音読でその悩みを解決することができるかもしれません。

一つ一つ見ていきましょう！

❶声が出にくい

たとえば、寝起きの声。誰でも経験があることと思いますが、響きのないガサガサした声です。電話口からでもわかるときがありますね。口を開けて寝ていると、口の中や喉《のど》が渇いてガサガサした声になります。そうでなくても寝起きの声はあまり響きがありません。何か飲んだり、身体を動かして少し声を出すと普通の声に戻っていきます。これでわかるように、使っていないと声は出しにくくなります。

「声が出にくい」という人の中には、以前のようにカラオケで歌えなくなったという人もいると思います。女性は更年期でホルモンのバランスが崩れ、そのため高音が出にくくなります。

また加齢により、発声に必要な声帯が老化し、かすれて、いわゆる老け声になっていきます。

でも、心配することはありません。発声練習をすれば、気持ちよく声を出し続けることができます。歌手の方は、いくつになっても若いころ歌っていた歌を歌うことができます。それはボイストレーニングをおこなっているからです。

❷声に自信がない

「声に自信がない」という方がときどきいらっしゃいます。

それはどういうことかというと、たいていの場合、自分の声はきれいではないと思っていらっしゃる方です。

では、どういう声がきれいなのでしょう。きれいな声というものに定義はありません。聴《き》いている人がきれいだなと思ったら、その人の声は聴いている人にとってきれいな声なのです。

私は学生のころ、歌手の岩崎宏美《いわさきひろみ》さんが最も美しい声の持ち主だと思っていました。あの澄んだ声、響く声、明瞭な発音。それに対して、自分がアナウンサーになって、はじめてテレビを通して聴いた声は、自分では気に入らない声でした。きれいな声の人がうらやましくて仕方ありませんでした。

確かに、一般的にきれいな声といわれている人は大勢います。対面で話していても、ビンビン響いてくる声。どの音程でも安定した声量。聞き取りやすい発音。

きれいな声の人が朗読《ろうどく》すれば、その声を聴いているだけで心地よいものがあります。では、ガサガサな声、鼻にかかった声、ハスキーボイス、そのような声はどうでしょう。

歌手の方たちの歌を聴いていていかがですか？　すべての人が透き通った声ではありませんよね。きれいな声だから、歌がうまいというわけではありません。

声にも、個性があります。一般的にきれいな声は存在しても、汚い声はありません。すべては個性です。声は、その人の骨格や体形で決まってくるところがあります。だからそう簡単に、自分が思うようなきれいな声になるとは思えません。私がいくら努力しても、岩崎宏美さんの声にはなれないということです。

でも、できることがあります。骨格は変えられなくても、筋肉をつけることができます。発声の方法を変えることができます。オペラ歌手の方も、訓練であのような共鳴した声が出せるようになっているのです。

うまく発声ができるようになれば、声の響きが違ってきます。声量も大きくなるでしょう。

まずは、あなたの声をあなた自身が好きになってください。そして、その声を生かしてあげてください。毎日の音読で、声の響きは変わってきます。

❸ 何度も聞き返される

せっかくの楽しい会話でも、何度も「えっ？」と聞き返されていては、話す気が失せてしまいますよね。また、話すことに自信がなくなってしまう方もいらっしゃるかもしれません。でも、これは心配することはありません。

声が小さくて聞き取ってもらえないのは、呼吸筋が弱いか、発声法がよくないのかもしれません。普通の声の大きさなのに聞き返されるのは、発音が不明瞭ということが考えられます。

本書ではアナウンサーの発声練習・発音練習・滑舌《かつぜつ》練習を取り入れましたので、ぜひ練習をしてみてください。決して難しいことはありません。楽しんでやっているうちに、あなたの話し方は一段よくなります。

❹頬のたるみが目立つ

これは私も悩んでいるところです。とくに新型コロナ感染予防のため、マスクをする日常生活になり、会話はしないし、鼻から下は人に見せないしということで、口元の緊張感が薄れるようになりました。そのため、口まわりの筋肉を動かす機会が減り、口や頬の筋肉が緩《ゆる》んでしまっています。

マスクをして見えないけれども、普段から口角《こうかく》を上げるようにしましょう。

そして、マスクをとったら、口をよく動かしましょう。「ア」「イ」「ウ」「エ」「オ」を、口を大きく開いて発音するだけでも、頬の筋肉を動かす体操になります。

❺姿勢が悪くなった

姿勢が悪くなったということは、よい姿勢を保つための筋肉が衰えていることが原因と考えられます。老化が進むと食事のときも、背もたれにもたれかからないと食べられなくなります。

若くても、すぐに背もたれに寄りかかってしまう人がいます。私はアナウンサーという職業柄、姿勢をよくする習慣がありました。ところが、最初に書きましたが、夫を亡くしたあと、一気に筋肉が衰えたのでしょう。食事のときも背もたれに寄りかかっている自分に気がつき、ぞっとしました。よい姿勢を保つには、背筋・腹筋が必要です。

そして、よい姿勢を保つことは、見た目の美しさだけでなく、声を出すにも必要なことです。背筋・腹筋だけでなく、すべての筋肉が声に関係しています。筋肉を鍛《きた》えれば、美しい姿勢も保てるし、いい声も出るということです。

そして、嬉《うれ》しいことには、筋肉は何歳になっても鍛えることができるのです。

❻肩こりがひどい

肩こりの原因はいろいろあります。単なる筋肉痛ではなく、心臓や他の病気からくることもあるので、注意が必要です。

パソコン・スマホなど画面に向かって文字を見ていると、肩こりはします。50代最初のころには五十肩にもなりました。いまでもあまり動かさないでいると痛くなるので、パソコンに向かって原稿を書いているときも、ときどき腕を上げたり、肩や肩甲骨《けんこうこつ》のストレッチをしています。

声を出すためには、上半身の筋肉をストレッチすることが大切になってきます。音読習慣を身につけるということは、同時にストレッチの習慣も身につきます。ストレッチの習慣が身につくと、ストレッチするのが気持ちよくて、運動嫌いの私でも、自然と身体を動かしたくなります。ストレッチで血流もよくなるので、肩こりも緩和《かんわ》されます。

❼口が乾きやすい

加齢により、唾液が少なくなり、口の中が乾きやすくなります。

マスク生活をするようになり、口まわりを動かさなくなってきました。そのため、顎《あご》を動かす機会が少なくなり、それが唾液腺を刺激する回数を減らし、唾液が少なくなっています。

唾液が少ないと、感染症に感染するリスクが高まり、誤嚥《ごえん》も多くなります。唾液を出すことは重要です。音読で顎を動かし、唾液腺を刺激して、唾液を出せるようにしましょう。

❽ むせることが多くなった

食べ物も空気も咽頭《いんとう》を通ります。食べ物は咽頭から食道へ、空気は咽頭から喉頭《こうとう》→声門《せいもん》→気管→肺という流れになります。ところが、間違って食べ物が呼吸をするための気管やその先の肺に入ってしまうと、息ができなくなったり、肺炎になったりしてしまいます。そのため、勢いよく空気を吐き出して食べ物を外に出そうとします。

この勢いよく空気を吐き出すのが「むせ」です。この「むせ」がうまくできないと、食べ物が気管に入ってしまいます。これを「誤嚥」といいます。なぜ「むせ」がうまくできなくなるかというと、肺の筋肉の衰えや、感覚が鈍っていたり、脳の機能が落ちていることが原因なのです。

音読がなぜ、誤嚥予防になるかというと、声を出すことで、肺や喉の筋肉が鍛えられるからです。

❾すぐに言葉が出ない

人とあまり会話をしていないと言葉がすっと出てこないときがあります。テレビやラジオ、インターネットなどで、情報は山のように脳に蓄積されていても、それをいざ言葉にしようと思っても出てこない。インプットはできていても、アウトプットする機会がないと、そうなりがちです。

脳と口は連動しています。脳がいくら速く回転しても、それを声にする機能が衰えていると、舌がまわらなくなったり、記憶の再生機能が低下したりします。そのため、人の名前や固有名詞が出てこなくなります。普段使っていない言葉は、言葉の倉庫の中でほこりをかぶって引っ張りだせなくなってしまうのです。

ひとり暮らしで、誰とも話す機会がないという方はぜひ音読をして、脳と口の連動をよくして、口元の体操をしておきましょう。

❿理解力が衰えている

何か考えごとをしていると、そのことだけが頭の中をぐるぐるめぐるようになります。何をしていても、そのことだけしか考えられません。そうなると、他のことに対して集中力が弱まり、理解力も弱まります。

生返事《なまへんじ》という言葉がありますが、あの状態は、聴いているようで実は音として聴《き》いていても、内容は理解していないことが多いのです。

音読をすると、文字をしっかり読む。文章に書かれていることを理解する。自分の中でイメージする。それを音声で表現するという作業をすることになります。否《いや》が応《おう》でも、理解力が求められます。音読を続けることは、集中力、読解力、人の心を読み解く力、発表力、表現力が自然と身についていくことになります。

⓫ 物忘れをする

普通の物忘れと、認知症の物忘れの違いでよくいわれているのが、普通の物忘れは「昨日会った人、何という名前だったっけ?」と、人に会ったことを覚えているけれど、その人の名前を思い出せない。でもいわれたら、「ああそうだった」と思うものです。一方、認知症の物忘れは人と会ったことすら覚えていません。

物忘れは、誰にでもあります。とくに最近は「脳疲労」という言葉がありますが、頭が疲れていると、集中力に欠けることがあります。また、頭を悩ますことがあって考えごとをしていると無意識に何かをすることが多くなります。

考えごとをしていても、家から駅まで事故なく向かうことができます。でも、その間に何を見ていたか、何も覚えていないということありますよね。また、毎日同じことを当たり前に繰り返していると、「あれ？　鍵かけたっけ？」と覚えていなかったり……それは無意識というものです。つまり、そこに意識が行っていないということ。

脳が一時的に疲れて起こる物忘れと、認知症のごく初期の症状の物忘れがあります。もし、認知症の初期症状の物忘れを実感している方でも、その進行を遅らせることはできます。

音読は一字一字を読んで、声にしていきます。集中力が必要になります。集中力を維持して音読練習をしていきましょう。

⓬人と話す機会がなくなった／⓭話すことが億劫だ／⓮人と会いたくない

会話をするということは、相手のいったことを理解し、自分の答えを相手に言葉で伝えるという作業を脳で瞬時におこなっていることです。なので、会話は認知症予防に効果があるといわれています。

ところが、ひとり暮らしで、話す相手もないとなると、会話ができなくなってしまいます。そうなると、だんだんと人と話すことが億劫になり、そのうち人と会いたくないといううつ、的な症状が出てくる可能性があります。

新型コロナの感染拡大予防のため、家に引きこもっている高齢者が多くなり、心身の健康問題が話題になりました。

音読は残念ながら、会話にはなりません。しかし、音読することによって、常に言葉を発することができます。身体は普段動かしていないと動きが悪くなります。言葉も常に発していないと、言葉が口から出にくくなり、それを悟られるのが恥《は》ずかしくなり、話をするのが面倒になります。

音読で言葉を発し、声を出すことが楽しくなったら、きっと誰かと話したくなるでしょう。

言葉を声に出すためには、エネルギーが必要になります。病気の方や身体が疲れている方が話すのが億劫だと思っているなら、それは病気や疲れで身体のエネルギーがないからです。そういうときは、無理をせず、身体を休めてくださいね。

そうそう、空腹になると機嫌が悪くなって、ものの言い方が悪くなる人がいますよね。それも、空腹でエネルギーがないから、話すことが面倒だし、相手のことも考えることができないのでしょう。そういう方を見かけたら、イラッとせずに対応しましょう。お腹が満たされれば、機嫌は戻るはずですから。

⓯イライラしている／⓰眠れない／⓱集中力がない

ストレスが溜まっているのかもしれません。

ストレスは放っておくと、身体の不調につながります。

ここでちょっとストレスについてお話しします。

もし、いまのあなたに、以下のような症状があったら、知らないうちにストレスを感じていると考えられます。

▼ストレス反応（厚生労働省ホームページ「みんなのメンタルヘルス」より）

・気分が沈む、憂うつ
・何をするのにも元気が出ない
・イライラする、怒りっぽい
・理由もないのに、不安な気持ちになる
・気持ちが落ち着かない
・胸がどきどきする、息苦しい
・何度も確かめないと気がすまない

・周りに誰もいないのに、人の声が聞こえてくる
・誰かが自分の悪口を言っている
・何も食べたくない、食事がおいしくない
・なかなか寝つけない、熟睡できない
・夜中に何度も目が覚める

声を出すことはストレス解消になります。なぜかというと、腹式呼吸が自律神経の働きを整え、副交感神経を優位にし、気持ちを落ち着かせる効果があるからです。

ただ気をつけたいことが一つ！　音読はストレス解消になるといっていますが、音読するうえで、「スムーズに読めない」「うまくならない」「いい声が出ない」……などと、余計なことを考えると、音読がかえってストレスになってしまいます。

音読は、最初はうまくいかないことが当たり前だと思って始めてください。1回目、2回目と読んでいくうちに、少しずつ読み方がなめらかになっていきます。少しでも上達したところに、意識をもっていってください。

そこで、達成感というものが生まれます。「できた！」という自信が生まれると、脳の中でドーパミンが分泌され、さらに「楽しい」「頑張ろう」という気持ちに変わってきます。

とくに、滑舌練習の早口言葉は、難しいです。でも、いえたときの達成感は、何ともいえないです。思わず人前で自慢気にいいたくなるはずです。

一つのことに集中している間は、余計なことを考えることはできません。それもストレス解消につながります。嫌なことも忘れるくらい、音読の楽しさを味わってみてください。

⑱ 教養を深めたい

音読をするにあたって、何をどう読めばいいか。本書では第３章で音読作品を掲載しています。

今回は、読み仮名は記載しましたが、あえて、注釈や言葉の解説はつけていません。ぜひ、皆様には、興味をもって、調べるという作業をやっていただけたらと思います。

注釈をつけると、辞書を引くことをしなくなり、わかった気になってしまいます。でも辞書やネットで調べることで、調べようと思った言葉から派生して、思わぬことを知り、得をすることが多々あります。

また、次は何を読もうかと思ったとき、本書では夏目《なつめ》漱石《そうせき》の『吾輩は猫である』の一部分、『夢十夜』の第一話しか載せておりませんが、それをきっかけに、全文読むもよし、夏目漱石の有名な三部作や、それ以外の小説を読むもよし。同時代に書かれた他の作家の本を読むもよし。また、『吾輩は猫である』から発展して、最近では『吾輩も猫である』（新潮文庫）という有名作家のアンソロジーも出版されていますので、そちらを読んでもいいですね。

そのように、一冊の本、一冊の作家から広がる世界を読んでいくのも楽しいものです。明治時代に書かれた本には、わからない言葉もたくさん出てきます。そのような言葉から、現代の言葉への流れを知るのも、時代の変化、文化の変化を知ることができて、おもしろいものです。

本は図書館で借りることもできますし、ネットでは青空文庫というサイトで、多くの文学小説を読むことができます。

また、私は時間があると、大型書店に行きます。

本屋さんで、平積みになっている新刊や話題の本のタイトルを見ているだけでもワクワクします。新書などは背表紙を見ているだけでも、教養が身につくような気がしてしまいます。

大型書店に行くと、小説だけでなく、すべてのコーナーをまわります。実用本や趣味の本、料理の本、ファッションの本。いまのトレンドがおもしろいように入ってきます。書店での滞在時間は、だいたい2時間。足が疲れてきて、はじめて時間に気がつくという感じです。

最近はブックカフェもたくさんあります。気に入った本を手に取り、気に入れば買って帰る。ブックカフェで過ごす時間は、最高に贅沢《ぜいたく》な時間に思えます。

本は、教養の宝庫。大いに利用しましょう。

⑲刺激がほしい／⑳何か新しいことがしたい

音読の先には文章に表現を加えて読む朗読があります。そして、文学や演劇などに興味が湧《わ》くと、そこで新しい世界が広がることが期待されます。

実際、私は50代後半で朗読教室を開講し、それを機に自身も朗読の先生につくようになりました。そこから、教室の受講生の皆さんや、朗読仲間が増え、コミュニケーションの輪が広がっています。

また、読書の幅が大いに広がりました。いままで読まなかった古典や純文学を読んだり、それについて話をするようになりました。また、仲間と朗読会の企画を立ち上げたり、単独で朗読のボランティア活動もおこなっています。

音読は未体験ゾーンの入口。音読はやる気や自制心をつかさどる脳の前頭葉《ぜんとうよう》を刺激します。毎日続けることで、やる気が出て、新しいことに挑戦する意欲が湧いてくるでしょう。

始めた方からこんな声をいただいています

私の朗読教室には、40代から70代の男女が参加してくださっています。始めたきっかけは「子育てが終わり、人と話すことが少なくなった」「50代で何か新しいことがしたい」「声を出してストレスを解消したい」「物忘れが多くなって心配なので、脳にいいことをしたい」「老け声になってきた」など人さまざまです。

そんな方々が、発声練習や「ういろう売り」でストレスを発散させたり、普段使わない言葉をセリフでいうことで自分の殻を破ったり、物語について意見交換するなどして、楽しんでくださっています。

朗読に慣れてきて、「朗読を始めてスラスラ言葉が出るようになりました」「教室でやった宮沢賢治《みやざわけんじ》の番組があったので見ました」「『夢十夜』に出てくる星の破片《かけ》について調べました」など、皆さんが前向きに取り組んでくださっているのを見ると、とても嬉しくなります。また、皆さんの表情が明るくなっていくにつれて、私の表情も明るくなっていきます。

私の朗読教室は、アクティブラーニング（受動的な授業方式ではなく、生徒自ら能動的に学習プロセスに参加する学習手法）です。受講生は人生経験豊富な大人ですから、それぞれの経験や個性、声質を生かすことを考え、学ぶ人に合った朗読を目指します。

私は、その学びのお手伝いをしているにすぎません。本書も、そのような気持ちで書きました。

音読のよさは、何歳からでも始められ、どこにいても、いまからすぐに始められるところです。本書を手に取ってくださったあなた、さあ一緒に始めましょう！

第2章

簡単！寺田式音読レッスン

音読レッスンを始める前に

この章では、腹式呼吸や発声練習、舌をなめらかに動かす滑舌《かつぜつ》練習をします。これは私がアナウンサー時代の研修でおこなったことです。

アナウンサーは職業として正しい話し方を身につけるために訓練していますが、皆さんは健康と美容のためにどうぞ気楽に挑戦してみてください。

音読をするときに最も大切なことは、**楽しいと思って声を出す**ことです。

最初のうちは思ったように声が出なかったり、突っかかってしまったり、息が切れてしまったりするでしょう。でも、誰でも最初はそんなものです。

突っかかってもいいのです。息が切れたら、無理をしないでください。最初なかなかスムーズに声に出すことができないものでも、練習をすればできるようになります。

かくいう私は、アナウンサーの研修時代、早口言葉はいえないし、ラ行サ行の発音がうまく出なかったりで、落ちこぼれでした。でも、毎日毎日練習を続けて、いえるようになりました。なので、あきらめずに練習してください。そして、**最もよくないのは苦手意識をもつこと**です。

実は、局アナ時代、テラダリエコという自分の名前がはっきり発音できていないと注意され、それから自分の名前をいおうとすると、妙な緊張が走るようになりました。タ行ラ行ダ行という、舌先を動かす音（歯茎音）の連続なのです。

皆さんも声に出して読むと、いいにくい言葉に出合うかもしれませんが、苦手意識を持たず、いえなかったら自分から笑っちゃうくらいの気持ちでやってみましょう。実際、高齢者の皆さまと一緒に早口言葉をやると、皆さまうまくいえなくて、自ら笑い出してたいへん盛り上がります。

笑うこと、これは健康にとてもいいのです。笑いは腹式呼吸になりますし、免疫系の機能を向上させる効果が出るということもいわれているのですよ。

1　声をよくするレッスン

いい声は準備運動から

準備運動と聞いて、なぜ音読に運動が必要なの？　と思う方が多いと思います。

運動嫌いでも、音読はただ本を読めばいいだけだと思ってた……。いまこの瞬間そう思った方、ガッカリしないでください。

横着者の私も、身体を動かすのは本当は好きではありません。でも、いい声を出すためにはストレッチや筋トレも必要で、それが、将来的に健康を維持することに役立つのです。

そして、いいことを一つお伝えします。運動というのは大きく3種類あります。「有酸素性運動」「レジスタンス運動（筋力トレーニング）」「柔軟運動（ストレッチ）」です。

音読は運動とはいえませんが、声を出すので、**しっかり呼吸をし、酸素を取りこむ運動**になります。そして、**響くいい声を出すためには、ストレッチや筋トレが必要**になります。

つまり、音読で知らず知らずのうちに、この3つの運動をおこなうことができるのです。

もし、いま運動できない、または運動するくらいなら音読したくないという方は、この項目は読むだけでいいです。きっとそのうち、やってみようかなと思うはずですから。

読むだけ読んだら、次の「呼吸」の項に進んでください。

しつこくいいますが、音読はいやいややっても効果は期待できません。楽しく進めることが何よりも大事なので、飛ばし読みでも結構です。飛ばし読みした方も、音読していると、ページを戻して、やっぱりやってみようと思うときがくる、いえ、そうなってほしいと期待しています。

実際に身体を動かさなくても、一度読むと「身体と発声と音読」のつながりを脳が理解します。すると、音読しているときでも、身体の動き、呼吸、自分の体調などにも意識が行くようになります。それが、大事なのです。

発声をサポートするストレッチ

まずは発声に使う主な筋肉まわりをほぐしましょう。首・肩・肩甲骨《けんこうこつ》周辺の筋肉が緊張し、こわばっているといい声は出せません。

また、**いい声を出すためには、いい呼吸が必要**です。呼吸をするときに使われる、いわゆる呼吸筋をストレッチして、肺の機能を高めましょう。

ストレッチには動的ストレッチと静的ストレッチがあります。

動的ストレッチは、ラジオ体操がそうですが、身体を動かし、関節の動きをよくするような運動で、交感神経の働きを活発にします。

静的ストレッチは、筋肉や関節をじっくり伸ばす運動で、副交感神経の働きをよくします。副交感神経が働くと、血管が柔らかくなり、広がるという効果もあります。動脈硬化の予防や血圧を下げる効果も期待されています。

ここでは、主に発声で使う部分を中心に動かすストレッチをご紹介します。

どのストレッチをするときでも、注意してほしいことがあります。

・呼吸を止めないこと
・伸びている筋を意識すること
・無理をしないこと
・過度にやらないこと

痛いところがあったり、苦しくなったら、決して無理をなさらないでください。

①首のストレッチ（肩に力が入らないように、ゆっくりおこなってください）

頭を下に倒します。

後ろ側の首筋が伸びるのを感じましょう。


顎《あご》を上げて頭を後ろに動かします。

首の前の筋が伸びるのを感じましょう。

このとき、さらに顎を前に突き出すようにして、顎の下の筋が伸びるのを感じましょう。


正面を向いたまま頭を右肩に近づけるように倒します。

このとき、肩が上がらないように注意しましょう。どちらかというと、左肩を下ろすようにすると、より一層筋が伸びるのが感じられます。

続いて左側に倒し、同じように首の横の筋を伸ばしましょう。


右斜め前45度に頭を倒します。

次に左斜め前45度に頭を倒します。

前後左右では伸びていなかった他の筋が気持ちよく伸びるのを感じてください。

最後に、首を時計まわり、反時計まわり、両方にゆっくりとまわしましょう。
このストレッチは、首まわりの血行がよくなって、肩こりも改善されます。

②肩・背中のストレッチ

身体の前で手を組んで、そのまままっすぐ腕を伸ばし、背中を丸め、肩甲骨のまわりが広がるのを感じましょう。

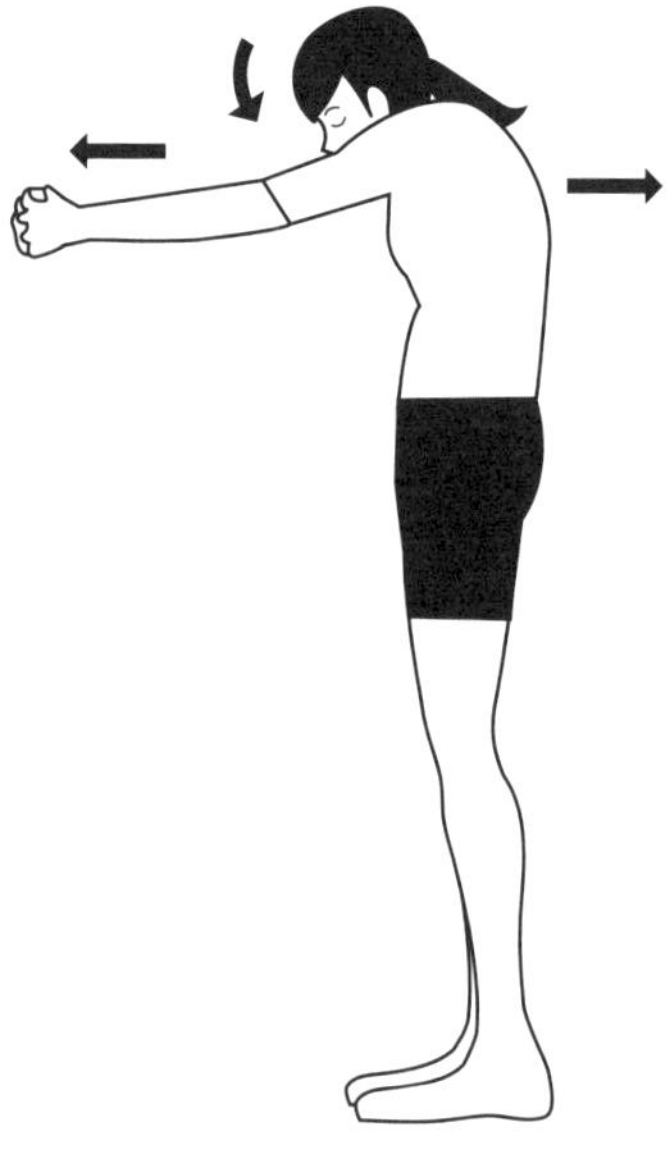

身体の後ろで手を組んで、胸を張りながらゆっくり両腕を上げていきます。背中の肩甲骨をギューッとくっつけるようにしましょう。

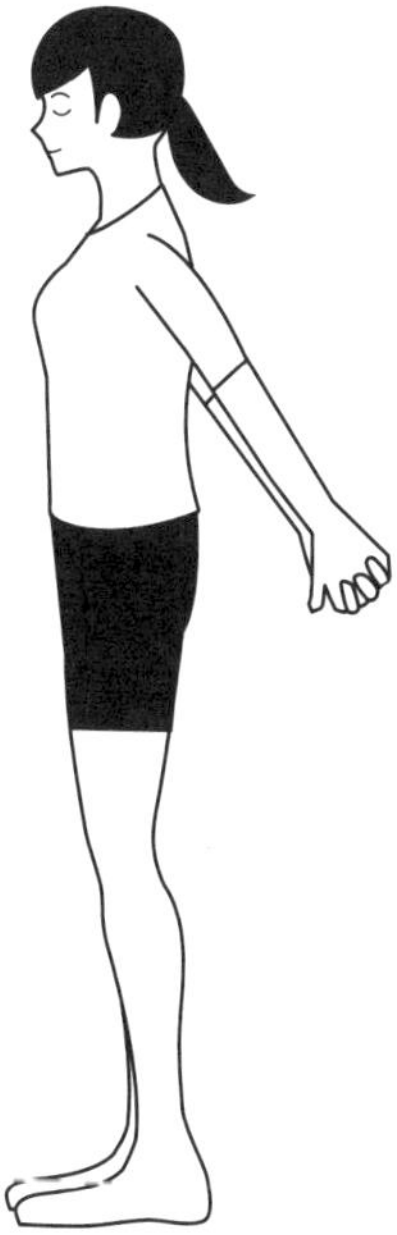

首や肩、背中の筋肉がほぐれ、胸郭《きょうかく》が広がりやすくなります。

③脇の下と腕のストレッチ

両手を組んで、まっすぐ上に腕を伸ばします。

組んだ手のひらは下に向けて、次に上に向けておこなってください。

腕をねじることによって伸びている筋が異なるのがわかります。

もし上にまっすぐ伸びない場合、無理はしないでください。
できる人は、伸ばした腕を後ろ側に倒すようにし、頭は前に倒すようにしてください。

④体側のストレッチ

両手を上に上げて、左手首を右手でつかみます。そのまま、左腕を右に引っ張ります。腕は耳の脇にきます。脇の下から体側が伸びるのを感じましょう。前に引っ張らず、横に引っ張ってください。

反対側もやります。右手首を左手でつかんで、左に引っ張ります。脇の下から、体側が伸びるのを感じてください。

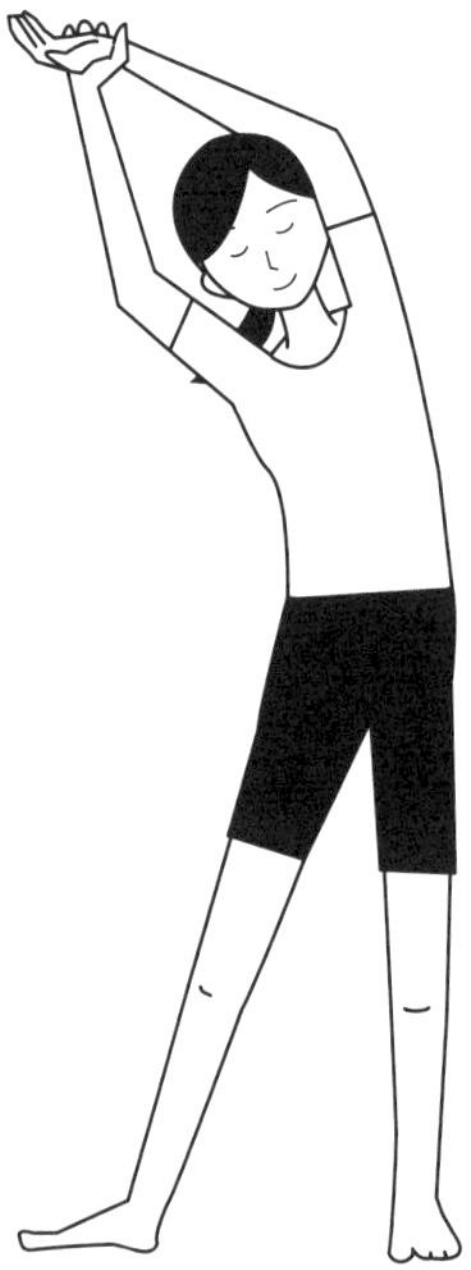

⑤肩回し

1．まっすぐに立ち、両手を肩にのせます。
2．肘《ひじ》を正面に向けます。
3．肘を真上に向けます。
4．肘を真横に向けます。2～4の軌道で、肘で円を描くようにまわします。
反対まわしも同様に。

⑥上体ひねり

肩幅に足を開きます。
上半身の軸がぶれないように、顔は正面のまま右に身体をひねります。
次に左側にひねります。
背中の脇やお腹の脇が伸びているのを感じましょう。
ひねったときに、ふらつかないように、しっかりと大地を踏みこんでいてください。

⑦脱力

肩に力を入れて上に上げましょう。肩を耳に近づけるイメージです。

そのあと、フッと脱力しましょう。人は、力を入れるのはできても、意外と脱力は難しいのですよね。緊張と弛緩《しかん》。これを自分の中でコントロールできるといいですね。

⑧ジャンプ

できる方は、軽くジャンプすることでも、脱力できます。両手がブランブランとするようにしてジャンプしましょう。

さて、ここまでやっただけで、身体が軽くなった気がしませんか。

年齢を重ねると、だんだんと身体が硬くなってきます。身体が硬くなると、身体のあちこちに不調が出てきます。日ごろからストレッチをおこなう習慣を身につけると、声にいいだけでなく、血行がよくなり、身体が軽く感じられるようになりますよ。

筋トレ効果は声だけでなく

発声は、全身の筋肉を使います。

とくに、上半身を支える下半身の筋肉、よい姿勢を保つための腹筋と背筋、たびたび出てきていますが、呼吸筋は重要です。

筋トレは、発声だけでなく、加齢や生活習慣などの影響によって筋肉が急激に減少するサルコペニア予防にも有効です。

音読で、きれいな声を目指して筋トレをしていたら、いつの間にか足腰が強くなって、フットワークが軽くなっていた、疲れにくい身体になっていた、ということもあります。

現に、私がそうです。声もきれいになり、身体も元気になり、やる気にもつながります。

筋トレは、ぜひ習慣にして続けてください。加齢で身体のあちこちは老化しますが、筋肉は何歳になっても、強化できるのです。

①スクワット（下半身・全身）

スクワットにはいろいろな種類がありますが、私がヨガで教わって、普段家でやっているものをここにご紹介します。


両足は肩幅よりやや広く開きます。

両手はまっすぐ前に伸ばします。

腿《もも》が地面と水平になるまで、ゆっくりとしゃがみます。

膝《ひざ》の頭がつま先より出ないように気をつけます。

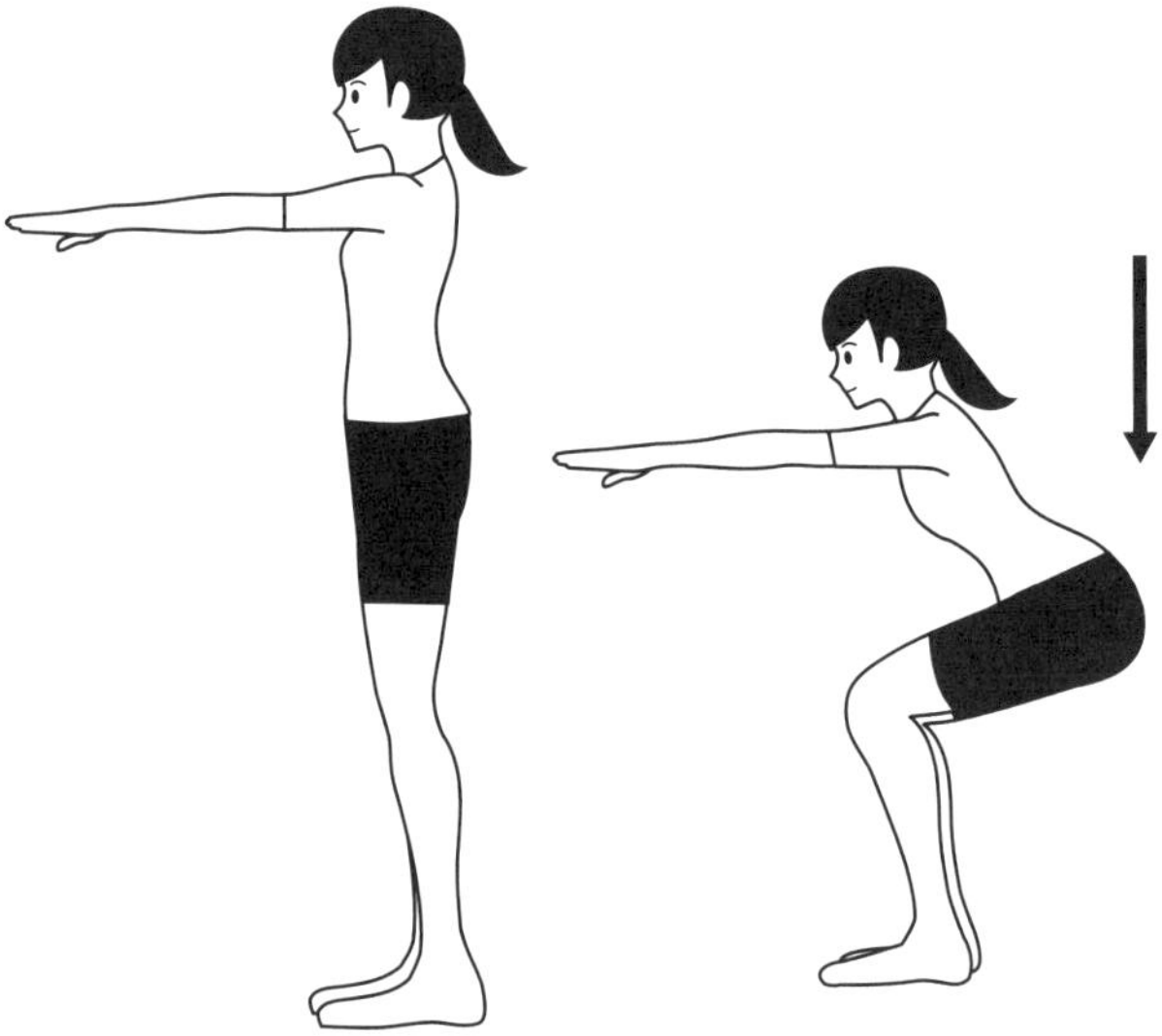

おしりを突き出すような感じで、背中を丸めないようにします。
そのまま、できるだけ長く維持。10～20秒くらい。

これって、結構きついです。ヨガ教室でやっているとき、何度も姿勢を直されました。また、最初は10秒くらいでも、膝がプルプルしてきました。
でも、続けていると、少しずつできるようになっていきます。長くできるようになったころには、全身の筋力や体力もついてきたようで、普段の生活で疲れることも少なくなってきました。

②へそのぞき（腹筋）

仰向けに寝て、膝を立てる。手は太ももに置き、へそをのぞきこむようにゆっくりと上体を起こします。

おへそが見えたら、２秒間キープ。

続けて２秒間かけてゆっくり戻します。

10回を目安におこないます。

③手足同時上げ（背筋）

四つん這いになり、顔は下に向けたまま右腕と左脚を上げます。

手の指先から足のつま先が一直線になるイメージで。

その状態を10秒間保ち、四つん這いの姿勢に戻ります。次に手足を入れ替えて同様におこないます。呼吸を止めないように。10回を目安におこないます。

2 声量をキープするレッスン

呼吸筋を弱化させない

呼吸をするとき使う筋肉を呼吸筋といいますが、呼吸筋は年齢を経るごとに少しずつ老化していきます。そして使わないと弱化します。

呼吸筋が弱化すると深い呼吸ができず、酸素もうまく取りこめなくなってしまいます。また、呼吸筋が衰《おとろ》えることで、誤嚥《ごえん》のリスクも高まります。呼吸機能の衰えを防ぐには、いい呼吸をすることです。

呼吸には「胸式呼吸」と「腹式呼吸」があります。肋間筋《ろっかんきん》を主とした胸の筋肉を使っておこなうのが胸式呼吸。横隔膜《おうかくまく》によって息を吸うのが腹式呼吸です。

では、胸式呼吸と腹式呼吸どちらがいいと思いますか？

答えは、どちらがいいということはありません。たとえば、ラジオ体操第一の最後の深呼吸では胸を開いて深呼吸をしますね。あれは胸式呼吸です。皆さんが眠っているときは、腹式呼吸です。人は、必要なときに自然に呼吸を使い分けているのです。

一般的に、筋トレなどのレジスタンス運動や有酸素運動のときは胸式呼吸、ヨガやストレッチなどでは腹式呼吸を使っています。

それらの呼吸を、意識して使い分けることもできます。声を出すときには腹式呼吸がいいといわれています。胸式呼吸では、喉《のど》を締めつけてしまうため、発声には向いていません。

また、胸式呼吸は息を吸ったとき、肩が上がってしまいます。腹式呼吸は息を吸ったとき横隔膜を下に下げることで、肺の下側が広がり、中に入る空気がより多くなります。なので、長く声を発することが可能です。そして、腹筋を使って声のコントロールがしやすくなります。

また、腹式呼吸は禅・ヨガ・自律神経訓練法などに使われる呼吸法であり、心を落ち着かせる作用があります。また、横隔膜を下げることで、内臓を刺激し、内臓の働きをよくするともいわれています。

腹式呼吸は、ヨガ・座禅・自律神経訓練法・呼吸トレーニングなど、目的によって「呼吸に集中する」「目をつぶって瞑想《めいそう》する」など、多少やり方が異なります。ここでは、発声のための腹式呼吸をお伝えします。

発声のための腹式呼吸のやり方

①肩幅程度に足を開き、背筋を伸ばして立ってください。座った場合、座骨を立てます。

顔は真正面（顎は突き出さないように）。

肩に力が入らないように、上半身は脱力（リラックス）。

最初のうちは、手を腹部に当て、お腹のあたりが膨《ふく》らむのを感じましょう。

②息をまず口から吐ききってください。

息を吐き出したところで、1・2・3と息を止めてください。

③次に、鼻から息を吸ってください。

このとき、口から息を吸うと、口呼吸になって、口の中、喉が乾燥しやすくなりますので、吸うときは鼻から吸ってください。鼻は鼻毛などがフィルターとなりますし、喉までに距離があるので、直接の喉の乾燥を防げます。

息を吸ったとき、自分の身体をよく観察してください。胸や肩が上がり、お腹の筋肉が緩《ゆる》んでいるようでしたら、それは胸式呼吸です。肩から首の筋肉の緊張がほぐれて、お腹のあたりが膨らむようでしたら、腹式呼吸です。

簡単にいうと、息を吸ったときにお腹が膨らむのが腹式呼吸です。

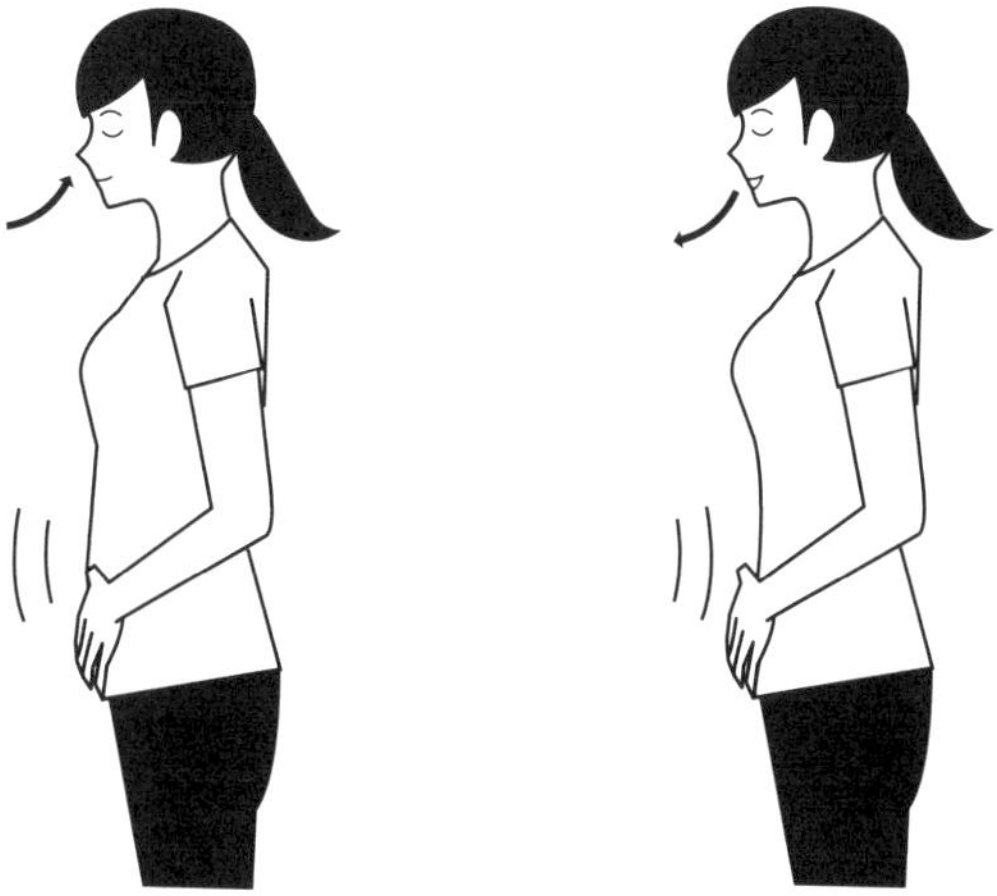

胸式呼吸だった方は、お腹に手を当て、手を当てたところを膨らますようなイメージで空気を吸ってみてください。難しいようでしたら、一度寝て練習してみてください。仰向けに寝て、呼吸をします。お腹が膨らんだりへこんだりするのを、感じてください。

④吸った息を、鼻から、または口をすぼめて口から、ゆっくりと吐き出します。

膨らんだお腹を風船とするならば、その風船の空気をゆっくりと逃がすようなイメージです。吐き出す息の量は、お腹でコントロールするよう、意識します。

息を吸うときより、吐くときに意識を向け、時間をかけて息を吐き出しましょう。

この呼吸を何度か練習しましょう。

リップロールのすすめ

ボイストレーニングでよくやるトレーニングに「リップロール」というものがあります。呼吸筋を鍛《きた》え、発声を安定させるためにおこなうものです。

唇《くちびる》を閉じた状態で息を吐き出し、唇をプルプルと振動させます。

唇の緊張が緩んでいないと、思うように唇は振動しません。

また、吐く息が弱くてもできません。

リップロールを長く続けるためには、ある程度の勢いで、安定した呼気が必要になります。

これを練習することで、安定した声量を保つことができるようになります。

3 なめらかに読めるようになるレッスン

声が出る発声のメカニズム

声帯は、喉の中にある左右対になっているひだで、筋肉です。

声帯が呼吸によって振動されることによって声の元となる音が出ます。

喉ぼとけに軽く指を当てて、「ハー」と息を吐いてみてください。

指先に何も感じませんね。

次に「アー」と声を出してみてください。

指先に振動を感じます。これが**声帯振動**です。

声帯で生まれた音に、「口腔《こうくう》」「鼻腔《びくう》」「咽頭《いんとう》」を使って響きを与えることにより、声になります。この過程を**共鳴**といいます。

この共鳴が上手にできると、響きのある、聞き取りやすい声になります。

発声練習の姿勢は、腹式呼吸と同じです。
肩幅程度に足を開き、背筋を伸ばして立ってください。座った場合、座骨を立てます。
顔は真正面、目線はやや上向き。
顎は突き出さないように。
肩に力が入らないように、上半身は脱力（リラックス）。
最初のうちは、手を腹部に当て、お腹のあたりが膨らむのを感じましょう。
慣れてきたら、両腕は身体の横に沿ってゆるめて垂《た》らす。

ここからの発声は、腹式呼吸でやっていきます。
上半身をリラックスしておこなってください。

「ン〜〜〜〜〜」ハミングを

声帯を振動させた原音を鼻腔で共鳴させたのがハミングです。
鼻で音を出すイメージでやってみましょう。

ン〜〜〜〜〜

ハミングでできるだけ長く音を出し続け、自分の音を聴《き》いてみてください。音がゆれたり、小さくなったりしていませんか。そんな方でも、腹式呼吸を鍛えて発声練習を続けると、声がある程度響きをもって、安定した声に変化していくのがわかります。

「アーーーーー」長音トレーニング、「アッ」短音トレーニング

＊長音トレーニング

次は口を開けて声を出しましょう。
先ほどは空気を鼻から出しましたが、今度は口をしっかり開けて声を出します。

アーーーーーー

あくびをするときのように、喉を開いてリラックスさせて、声を響かせてみてください。舌の付け根の位置は下です。喉が開いた状態です。

できるだけ大きな声を出しながら、頭を上下に動かしてみてください（天井からつま先を見る感じ）。

下を向いたときには、喉が詰まりますよね。上を向いても喉が苦しいですね。顎は突き出さないでください。

いちばん楽に声が出せて、響きのいいところを探して、その位置で発声してください。

ゴルフボールのように、遠くにのびやかに飛んでいくイメージで声を出しましょう。もう一度いいます。あくびのときのように、舌の付け根は下、喉を開いてくださいね。

ここでも大切なことは、気持ちよく声を出すということです。

「うまく声が出ないな」「ガラガラ声で嫌いな声」など、あまり深く考えてはいけません。声を出して気持ちいいなと思えることが、大切です。あまりいろいろ考えると、身体が緊張して、ますます声が出にくくなってしまいます。

今度は、息をたくさん吸って、大きな声でできるだけ長く声を出してみましょう。

腹式呼吸で、地声の声量で声を出して、どのくらい長く声が続きましたか。

成人男性は30秒、成人女性は20秒が正常値となっています（渡邊雄介著『声が出にくくなったら読む本』あさ出版）。

私は一時、ハミングで10秒も声が続きませんでした。体力・筋力ともに弱っていたと考えられます。その後のトレーニングで20秒は出せるようになりました。ただし、呼吸器の病気や音声障害などで、息が続かない方もいらっしゃるでしょう。

実は私は、昔から肺活量が少ないうえ、肺炎と老化で肺の肥厚《ひこう》もあり、若いときのように持続した発声が難しい状態です。

それでも、毎日発声練習することで、ある程度改善しました。どうしても10秒も続かない場合は決して無理をなさらないで、医師に相談してください。

＊短音トレーニング

今度は、音を切ってスタッカートのように声を出しましょう。

喉を開いて、お腹をへこますように、息を吐きましょう。

アッ　アッ　アッ　アッ　アッ

お腹は動いていますか。

喉で声を切らず、お腹から出る息を使って声を切りましょう。

口を大きく開けて表情筋を鍛える

共鳴した声は、顎や歯、歯茎、唇、舌などを使って声を言葉に変えます（調音）。

これからおこなう発音練習は、口を大きく動かし頰《ほお》の筋肉を鍛えるので、いわゆる表情筋が鍛えられ、頰のたるみの改善が期待されます。

私の場合、以前ほど頰のたるみが気にならなくなりました。ただし、続けなければ、すぐに元通りになります。これも体験済みです。

では、発音練習に入ります。鏡の前で練習をしましょう。

まずはゆっくりと大きく口を開いていきましょう。

ア

大きな口を開けます。

舌は口の中に自然に置いたまま、顎と一緒に下げます。

老化すると、口が開きにくくなりハンバーガーをがぶりとかじることができなくなりま

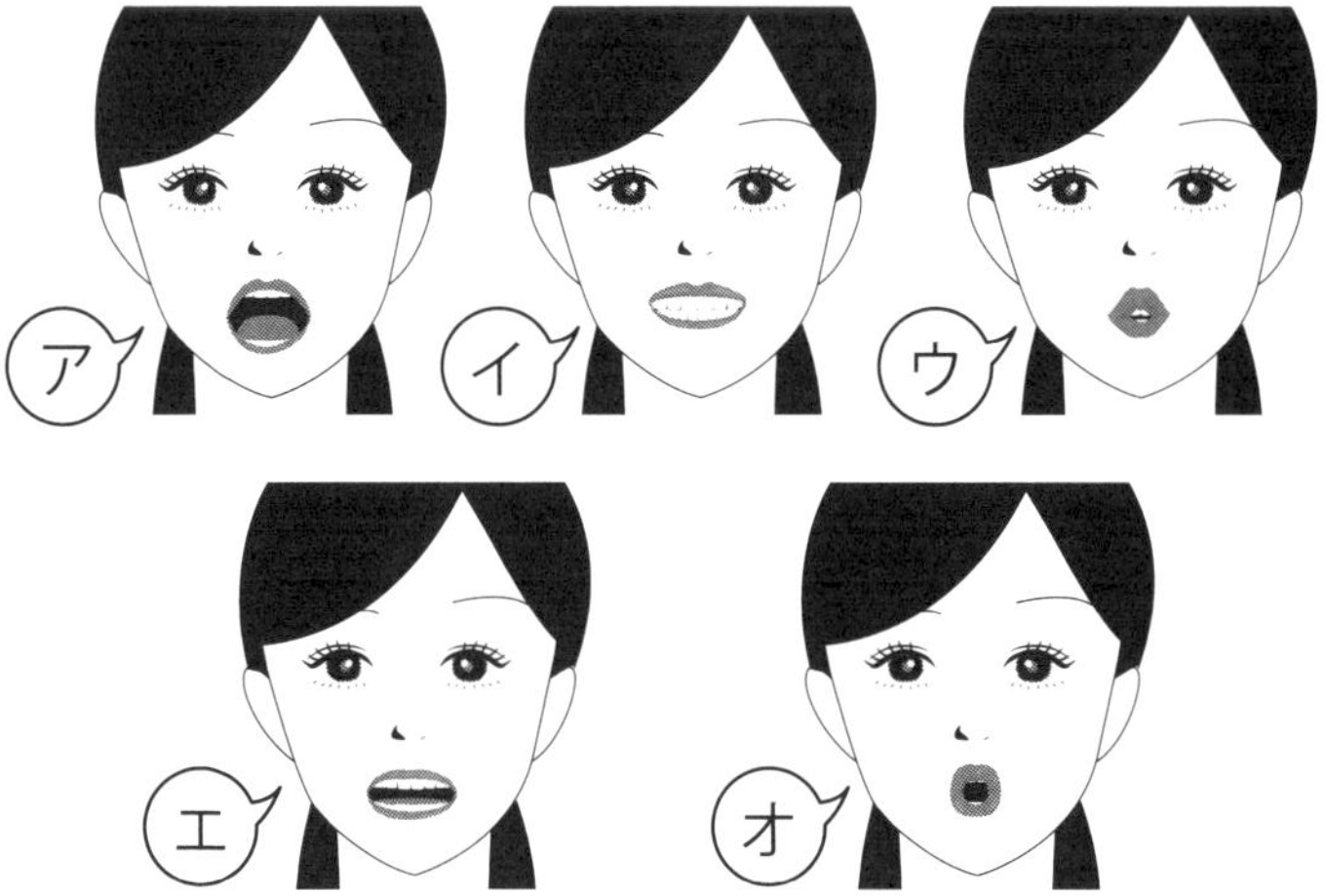

す。高齢になると、食べるときに口のまわりにカスがついていたりすることがありますが、口が思うように開いていないということが考えられます。

口が開きにくい人は、いきなり大きな口を開けようと無理をしないでくださいね。顎が外れてしまう場合があります。

顎に痛みがある、口を開くとき痛みを感じる、スムーズに顎が動かない、顎を動かすと音がするなどの症状のある人は、顎関節症《がくかんせつしょう》かもしれません。口腔外科や歯科医にご相談ください。

できる方は、大きな口を開いて、顎のまわりの筋肉・関節を動かしてください。普段あまり顎関節を動かしていない人は、動かしにくくなります。私も人と会わずあまり笑って話すことがなかった時期、顎の動きが悪くなりました。顎関節症かもしれないといわれたのですが、ヨガで整体をしたり、発音練習をしているうちに治《なお》りました。いまはしっかり大きな口が開けられます。

イ

唇は横に開いてわずかに開けます。
頬の筋肉を左右に引っ張るようなイメージです。

ウ

唇のまわりの筋肉を使って口をすぼめましょう。

エ

頬の筋肉を使って、「ア」と「イ」の間くらいの大きさに口を開きます。

オ

縦長に口を開けます。日本の女性はにこにこと平たく口を開ける方が多いので、縦にしっかり動かすことがあまりありません。「オ」の音は意識して、口を縦長に開きます。「オ」をきれいに発音すると、甘ったるいしゃべりも、滑舌よくシャープに聞こえてきます。

そして、縦長に開くことで、普段使わない筋肉をしっかり使うことができるのです。

「タタタタタタタタ…」と舌を動かす

タタタタタタタ…
ナナナナナナナ…
ダダダダダダダ…
ラララララララ…

舌先を使う音です。
このとき、下顎が動かないように注意しましょう。動かすのは舌です。
早くいえるといいのですが、最初から無理をすることはありません。徐々に練習をしていきましょう。

できたら、こちらも練習してみましょう。

タナラダ　チニリディ　ツヌルドゥ　テネレデ　トノロド

舌の疲れは首や肩からくることもあります。舌を動かしすぎると、下顎のあたりに違和感がくることもあります。練習のしすぎには注意しましょう。

「あいうえお交錯表」を使って練習

あいうえお交錯表と呼ばれているものです。こちらを使って練習します。

これは5行で1ブロックになります。

「あいうえお」で切らず次の行も連続で読みます。

1ブロックを一息《ひといき》で読みます。

カ行、サ行、タ行……とすべて練習します。

できるようになったら、ガ行、ザ行、ダ行、バ行、パ行に置き換えて練習しましょう。

ここで気をつけるのは、腹式呼吸で、安定した声量で読むこと。

大きく口を動かして読むこと。

そ	せ	す	し	さ		こ	け	く	き	か		お	え	う	い	あ
さ	そ	せ	す	し		か	こ	け	く	き		あ	お	え	う	い
し	さ	そ	せ	す	←	き	か	こ	け	く	←	い	あ	お	え	う
す	し	さ	そ	せ		く	き	か	こ	け		う	い	あ	お	え
せ	す	し	さ	そ		け	く	き	か	こ		え	う	い	あ	お

ほ	へ	ふ	ひ	は		の	ね	ぬ	に	な		と	て	つ	ち	た
は	ほ	へ	ふ	ひ		な	の	ね	ぬ	に		た	と	て	つ	ち
ひ	は	ほ	へ	ふ	←	に	な	の	ね	ぬ	←	ち	た	と	て	つ
ふ	ひ	は	ほ	へ		ぬ	に	な	の	ね		つ	ち	た	と	て
へ	ふ	ひ	は	ほ		ね	ぬ	に	な	の		て	つ	ち	た	と

ろ	れ	る	り	ら		よ	え	ゆ	い	や		も	め	む	み	ま
ら	ろ	れ	る	り		や	よ	え	ゆ	い		ま	も	め	む	み
り	ら	ろ	れ	る	←	い	や	よ	え	ゆ	←	み	ま	も	め	む
る	り	ら	ろ	れ		ゆ	い	や	よ	え		む	み	ま	も	め
れ	る	り	ら	ろ		え	ゆ	い	や	よ		め	む	み	ま	も

実際の会話では、大きく口を動かすことはなくても、ここでは頬の筋肉と舌の体操を兼ねているので、運動のつもりで頬の筋肉を使って発音しましょう。

1ブロックを一息で読めるようになったら、2ブロックを一息で。2ブロックを一息で読めるようになったら、3ブロックを一息でと、一息で読める長さを伸ばしていきましょう。長く伸ばすために、小さな声になったり、口の開け方が小さくなったりしては本末転倒です。しっかり安定した声量で、読んでいきましょう。

「アイウエオ」から「ピャピェピピュピェピョピャピョ」まで

この発音練習表には、日本語で表記される音がすべて書かれています。

まずは一音ずつ区切って、音を確かめながら読んでみましょう。次に1行を一息で、一音ずつ明瞭に発音することを意識して練習しましょう。

アエイウエオアオ

カケキクケコカコ

キャキェキキュキェキョキャキョ
サセシスセソサソ
シャシェシシュシェショシャショ
タテチツテトタト
タテティトゥテトタト
ツァツェツィツツェツォツァツォ
チャチェチチュチェチョチャチョ
ナネニヌネノナノ
ニャニェニニュニェニョニャニョ
ハヘヒフヘホハホ
ヒャヒェヒヒュヒェヒョヒャヒョ
マメミムメモマモ

ミャミェミミュミェミョミャミョ
ヤエイユエヨヤヨ
ラレリルレロラロ
リャリェリリュリェリョリャリョ
ワエイウエオワオ
ワウェウィウウェウォワウォ

ガゲギグゲゴガゴ
ギャギェギギュギェギョギャギョ
ガゲギグゲゴガゴ（鼻濁音）
ギャギェギギュギェギョギャギョ（鼻濁音）
ザゼジズゼゾザゾ

ジャジェジジュジェジョジャジョ
ダデヂヅデドダド
デャデディデュデデョデャデョ
バベビブベボバボ
ビャビェビビュビェビョビャビョ
パペピプペポパポ
ピャピェピピュピェピョピャピョ

4　滑舌がよくなる効果的なレッスン

最強の早口言葉

子どものときに遊んだことがあるかもしれません。いわゆる早口言葉です。最初はお腹から声を出し、一音一音明瞭に丁寧《ていねい》に読んでください。できるようになったら、徐々に早くいってみましょう。

一文は一息で。短い文は3回続けて一息で読みましょう。

苦手な音が出てきても、あきらめずに繰り返しましょう。あまり真剣にやらなくても大丈夫。真剣になりすぎると肩に力が入ってしまいます。気楽に楽しんで挑戦してください。練習すれば、いえるようになります。

青巻紙《あおまきがみ》赤巻紙《あかまきがみ》黄巻紙《きまきがみ》

赤パジャマ黄パジャマ茶パジャマ

瓜売《うりう》りが瓜売りに来て　瓜売りのこし　売り売り帰る　瓜売りの声

お綾《あや》や親《おや》にお謝《あやま》り　お綾《あや》やお湯屋《ゆや》に行《い》くと八百屋《やおや》にお言《い》い

親亀子《おやがめこ》亀子《がめこ》孫亀《まごがめ》　親鴨子《おやがもこ》鴨子《がもこ》孫鴨《まごがも》

かえるぴょこぴょこみぴょこぴょこ、かえるぴょこぴょこみ

ぴょこぴょこあわせてぴょこぴょこ　むぴょこぴょこ

神田鍛冶町《かんだかじちょう》で買った勝栗《かちぐり》、固くてかめないので返しに行った
貨客船《かきゃくせん》の旅客《りょかく》は、旅客機《りょかくき》の旅客《りょかく》より旅客数《りょかくすう》が少《すく》ない
技術士の技術、錬金術師の錬金術、魔術師の魔術
粉米《こごめ》のなまがみ、粉米《こごめ》のなまがみ、こん粉米《こごめ》の小生《こなま》がみ
この釘《くぎ》は引き抜きにくい釘《くぎ》、あの杭《くい》は引き抜きにくい杭《くい》
この竹垣《たけがき》に竹立てかけたのは　竹立てかけたかったから竹立てかけた

診察室《しんさつしつ》で診察《しんさつ》、手術室《しゅじゅつしつ》で手術中《しゅじゅつちゅう》につき、新設診察室《しんせつしんさつしつ》を視察《しさつ》

新進シャンソン歌手　新春シャンソンショー

東京《とうきょう》特許《とっきょ》許可局《きょかきょく》許可局長《きょかきょくちょう》

バスガス爆発

古栗《ふるくり》の木の古切口《ふるきりくち》

小さな歩幅でなく大きな歩幅で日々広い橋を早く渡る

坊主《ぼうず》がびょうぶに上手に坊主の絵を描いた

見知らぬ人がそ知らぬふりして粗品配るのを見て、素知らぬ顔で誇《そし》る人あり

夜行列車に乗った年寄りがよろよろよろけた

四日《よっか》から八日《ようか》までの夜回《よまわ》りは　夜通《よどお》し夜明けまで　四回《よ》りよく回ったよ

イライラするから笑われる　照れるからからかわれる　ダラダ

ラするからあなどられる　つまらないから飽きられる
瑠璃鳥《るりちょう》は瑠璃色《るりいろ》　ラピスラズリの瑠璃色はウルトラマリンブルー

さあ、いかがでしたでしょうか。
身体はほぐれましたか？
気持ちよく声は出せましたか？
口や舌をよく動かせましたか？
次はいよいよ音読の本番です。
実際に文章を声に出して読んでいただきます。
さまざまなジャンルから、私なりのこだわりで選んだ作品です。

作品を音読するにあたって、ポイントをまとめましたので、参考にしてください。

●**姿勢**――座って読んでも立って読んでも構いませんが、背中をまっすぐに伸ばし、よい姿勢で読みましょう。

●**腹式呼吸**――腹式呼吸で、安定した声量を保ちましょう。

●**声の大きさ**――ある程度、大きい声を出すようにしましょう。

●**発音**――口の開き方を意識し、明瞭に発音しましょう。

●**発声**――喉に力が入らないようにお腹から気持ちよく声を出しましょう。

●**リラックス**――うまく読もうとせず、つっかえてもいいのでリラックスして読みましょう。肩が上がらないようにしましょう。

●**丁寧に**――思いこみで読まず、一字一字正確に読みましょう。

●**早口にならない**――普段早口気味の方は、文章を味わうように、意識してゆっくり読みましょう。

●**息つぎ**――声の大きさ（声量）を変えず、ぶつ切り読みにならないよう注意しましょう。句読点にこだわらず、意味を考えながら読みましょう。

第3章

たのしく「毎日音読」！

＊一度声に出して最後まで読んでみましょう。まずはお腹から声を出して、一文字ずつ、はっきりと明朗に発音しましょう。

＊音読をしやすくするために、表記およびルビに変更を加えたものがあります。

五十音《ごじゅうおん》

北原白秋《きたはらはくしゅう》

水馬赤《あめんぼあか》いな。ア、イ、ウ、エ、オ。
浮藻《うきも》に小蝦《こえび》もおよいでる。
柿《かき》の木《き》、栗《くり》の木《き》。カ、キ、ク、ケ、コ。
啄木鳥《きつつき》こつこつ、枯《か》れけやき。
大角豆《ささげ》に酢《す》をかけ、サ、シ、ス、セ、ソ。
その魚浅瀬《うおあさせ》で刺《さ》しました。
立《た》ちましょ、喇叭《らっぱ》で、タ、チ、ツ、テ、ト。

トテトテタッタと飛《と》び立《た》った。

蛞蝓《なめくじ》のろのろ、ナ、ニ、ヌ、ネ、ノ。

納戸《なんど》にぬめって、なにねばる。

鳩《はと》ぽっぽ、ほろほろ。ハ、ヒ、フ、ヘ、ホ。

日向《ひなた》のお部屋《へや》にゃ笛《ふえ》を吹《ふ》く。

蝸牛《まいまい》、螺旋巻《ねじまき》、マ、ミ、ム、メ、モ。

梅《うめ》の実《み》落《お》ちても見《み》もしまい。

焼栗《やきぐり》、ゆで栗《ぐり》。ヤ、イ、ユ、エ、ヨ。

山田《やまだ》に灯《ひ》のつく宵《よい》の家《いえ》。

雷鳥《らいちょう》は寒《さむ》かろ、ラ、リ、ル、レ、ロ。

蓮花《れんげ》が咲《さ》いたら、瑠璃《るり》の鳥《とり》。わい、わい、わっしょい。ワ、ヰ《イ》、ウ、ヱ《エ》、ヲ。植木屋《うえきや》、井戸換《いどがえ》へ、お祭《まつり》だ。

音読ポイント

発声練習によく用いられる通称「あめんぼの歌」。最初は口をしっかり開けて発音を明瞭にすることを意識し、テンポよく、元気よく読んでみましょう。子どもっぽい詩に思えるかもしれませんが、漢字を見てください。「水馬」「蛞蝓」「啄木鳥」「喇叭」、ふりがななしで読めますか？

明治・大正・昭和初期の文学は、難しい漢字や仮名づかいが出てきます。それを読むことで、難読漢字も自然と読めるようになります。

また、わからない漢字や言葉を辞書で引くような習慣をつけると語彙力《ごいりょく》がつきます。漢字に興味を持ったら、漢字能力検定にチャレンジするなど、別の目標が出てくるかもしれません。

水《みず》のようなひと

おーなり由子《ゆうこ》

水のような人がいる。
たとえば湖。何かにふれ合うと、少しのことで、さざ波がたったり、すぐにゆれたりするけれど、底の方は静か。ひとりの時は、しずか。

たとえば沼。
葛藤《かっとう》が好きで、土や、藻が入りまじり、混とんとしている。不透明で、すぐ前のことしか見えない。だけど、心が落ちつくと、いつか澄んでやわらかな水となる時が来るかもしれないひと。

たとえば川。
どんどん先へ進む。広い海をめざして、たくさんのひとに会って別れる。
ゆっくり話をしたりできないけれど、何かいつも明確。自分の答えをもっている。
急流のようなひとや、下流のようなひと。誰かを休ませる三角州を持ってる人もいる。


木のようなひともいる。

土につながっていて、足もと静かに立つひと。

水のように全体が、さざめかない。

葉をゆらす事はあっても、まんなかのところが、地面にしっかりと立って動かない。「ガンコ」というほど強いものは表に出ていなくて、強い平常心のひと。

わらったり悲しんだりしても、自分からははずれない。冒険性がないので、フットワークはいまひとつ。

花のようなひともいる。

ついつい、見ていたくなるひと。

きれいな空気を、生まれながら身にまとっているひと。

花の種類はいろいろで、柔らかで強い桜の花のようなひともいれば、きりりと知的な、ニリンソウみたいなひと。太陽のようなエネルギーのひまわりのようなひと。とてもきれいで近寄れない、トゲのあるひともいる。トゲのあるものに限って魅力的なのかもしれない。

草のようなひともいる。

ふみつぶされても、いつの間にか復活。

さやさやと風に吹かれて気楽にしているけれど、土につながっているので、案外としっかり、自分の事を考えている。

見ためは、やさしく能天気で、だけどしっかりもの。

現実的なひと。

風のような人は、すぐに行ってしまうひと。自由が好きなので、基本的には独りが好き。それなのに時々すごく寂しがりになって、誰かに寄りそい、めんどうになっては去っていく。

土のようなひと。何かゆるぎない安定を心の中にもっている。空をあおぐ生活者。

どっしりとして見えるけど、雨が降ったらぬかるんだり、日照りの時には乾いてひびわれたり、表面的には浮き沈みがある。

岩のようなひと。
ガンコで、ゆうずうがきかない。ひとに頼りにされるのが嬉《うれ》しく、陰で泣くようなひと。
人間味があって、はためいわくだったりするのに憎めないひと。

岩だけよりも、花だけよりも、水があって花があって、木や草、土、岩もあって風が吹く。草や木が鳴る。

そんな風景がいいなと思う。
みんなそろうと岩の上にも花が咲いたり、草が風でなびいたり、思いがけない豊かなことがきっとおこる。
――いろいろな友だちがいるとうれしい。

（『きれいな色とことば』講談社文庫）

音読ポイント

中学校の国語の教科書「現代の国語3」（三省堂）に掲載された散文詩。個性あふれる人間を、自然になぞらえて鋭く描写しています。

読むたびに、自分のまわりにいる友人、知人、出会った方々の顔が浮かびます。それぞれが個性を生かして、それぞれのパワーを発揮すると、思いがけない豊かなことが起こる。そんなワクワク感が生まれてきます。のびのびと個性あふれる読み方をしてみてください。

青葉《あおば》の下《した》

小川未明《おがわみめい》

峠《とうげ》の上に、大きな桜の木がありました。春になると花がさいて、とおくから見るとかすみのかかったようです。その下に、小さなかけ茶屋《ちゃや》があって、人のいいおばあさんが、ひとり店先にすわって、わらじや、お菓子や、みかんなどを売っていました。

荷《に》を負《お》って、峠を越す村人は、よくここのこしかけに休んで、お茶をのんだりたばこをすったりしていました。

賢吉《けんきち》と、とし子と、正二《しょうじ》は、いきをせいて、学校からかえりに坂を登ってくると

「おばあさん、水を一ぱいおくれ。」といって、飛びこむのでした。

「おお、あつかったろう。さあ、いまくんできたばかりだから、たんとのむがいい。」と、おばあさんは、コップを出してくれました。おばあさんは、峠の下から、二つのおけに清水《しみず》をくんで、天びんぼうでかついで上げたところでした。

　ところが、自動車が、こんどあちらの村まで通ることになって、道がひろがるのでありました。それで、桜《さくら》の木をきろうという話が起こったのです。それに、はんたいしたのは、もとよりおばあさんでした。つぎには、この茶屋《ちゃや》に休んで、花をながめたり、涼《すず》んだりした村の人たちです。それから、賢吉や、とし子や、正二などの子供たちでした。

「あの桜の木をきっては、かわいそうだ。春になっても、花が見られないし、夏になっても、せみがとれないものなあ！」と、たがいに話し合いました。子供たちの不平が耳に入ると、親たちも、いつかきることに、はんたいしました。それで村の人々が桜の木を道のそばへうつすことになったのです。おおぜいの力ですると、どんなことでもされるものです。大きな桜の木は、じゃまにならぬところへうつされて、おばあさんの茶店《ちゃみせ》は、やはりその木の下にたてられました。

「おばあさん、今年は、花がさかないのう。」

「そうとも、人間でいえば、大病人だぞ。かれなければいいが。」と、おばあさんは、しんぱいしました。

天気がつづくと、おばあさんは、下から水をくみ上げて、根もとへかけてやりました。

「おばあさん、僕がくんできてやるから。」

ある日、学校の帰りに賢吉は、すぐはだしになって、バケツを下げて、峠をかけ下《くだ》りました。それから、と
し子も、正二も、村の子供たちは、学校の帰りに、水をくんで、桜の木の根にかけてやるのを日課としたのです。どうでしょう。木は、ふたたび昔の元気をとりもどしました。いま、大きな枝には青葉がふさふさとして、銀色にかがやいています。

「みんなのおかげでな、この木も助かったぞ。」と、

おばあさんは、こしかけている村の子供たちの顔をながめて、さも、うれしそうでありました。

音読ポイント

日本児童文学の父と呼ばれる小川未明の童話です。

冒頭の桜の木の情景描写は、遠くから実際に桜の木を眺めている気持ちになって、ゆったりと読みましょう。説明口調で読んでしまうと、声が硬くなってしまい、長閑《のどか》な春の空気が感じられなくなってしまいます。

春の暖かい日差しを浴びているような気分で、リラックスして優《やさ》しく読んでみましょう。のんびりしている情景なので、ゆっくりと読みましょう。

この短い童話は、メッセージ性が強い物語だと気がつくことでしょう。開発のために、自然破壊が進み、その犠牲となった桜の木。その木を何とか守ろうと、村の人たちが一丸となります。

作者のメッセージは、「おおぜいの力でするると、どんなことでもされるものです。」という言葉に込められています。

現代社会でも、これに似たようなことは常におこなわれています。誰かが声を上げる。行動することの大切さ。そして、目的を達成したらそれでおしまいなのではなく、アフターフォローも考えなければいけない。まさに続けることの大切さは現代のＳＤＧｓです。

このような物語に出合ったとき、ただストーリーを追うのではなく、自分の中で新たな気づきを感じ、さらに自分の考えまでに広げていく。そのような読み方をすると、脳の活性化や話題の広がりにつながり、音読の楽しさも増していきます。

コラム　スモールステップ

毎日同じことの繰り返し。つまらない。家事もやる気がしない。そんな気持ちになったことがありませんか。

人にやる気を持たせる、いわゆるモチベーションアップの方法があります。それは、「目標をもつこと」です。人は目標というゴールが決まると、自分の進むべき方向が定まり、やる気が起きます。どんな目標でも構いません。

そして目標をもったら、次にその目標に向かって何をどう進めていくか、計画（アジェンダ）をたてましょう。その計画はできるだけ細かく書き出しましょう。

ゴールに向けて、一日にこなす項目を細分化すると、目標を達成しやすくなります。これは「スモールステップ」という方法です。

一つ一つ項目をやり遂げることで、達成感が生まれ、モチベーションが持続するというものです。また、その項目を一つ一つ書き出して、こなしたことをチェック✓すると、やり遂げたことが可視化され、達成感はさらにアップします。

私は、毎日「やることリスト」をつくっています。「○○さんにメール返信」「○○に振込」「メルカリ発送」「シーツの洗濯」「○○の本を読む」「○○の朗読の練習をする」など。

忘れないための覚書でもありますが、おかげで毎日やることがたくさんあって、充実した日々を送っています。

だしの取《と》り方《かた》

北大路魯山人《きたおおじろさんじん》

かつおぶしはどういうふうに選択し、どういうふうにして削《けず》るか。まず、かつおぶしの良否の簡単な選択法をご披露《ひろう》しよう。よいかつおぶしは、かつおぶしとかつおぶしとを叩《たた》き合わすと、カンカンといってまるで拍子木《ひょうしぎ》か、ある種の石を鳴らすみたいな音がするもの。虫の入った木のように、ポトポトと音のする湿《しめ》っぽい匂《にお》いのするものは悪いかつおぶし。

本節《ほんぶし》と亀節《かめぶし》ならば、亀節がよい。見た目に小さくとも、刺身《さしみ》にして美味《うま》い大きいものがやはりかつおぶしにしても美味だ。見たところ、堂々としていても、本節は大味で、値も亀節の方が安く手に入る。

次に削り方だが、まず切れ味のよい鉋《かんな》を持つこと。切れ味の悪い鉋ではかつおぶしを削ることはむずかしい。赤錆《あかさび》になったり刃の鈍《にぶ》くなったもので、ゴリゴリとごつく削っていたのでは、かつおぶしがたとえ百円のものでも、五十円の値打ちすらないものになる。

どんなふうに削ったのがいいだしになるかというと、

削ったかつおぶしがまるで雁皮紙《がんぴし》のごとく薄く、ガラスのように光沢《こうたく》のあるものでなければならない。こういうのでないと、よいだしが出ない。削り下手《べた》なかつおぶしは、死んだだしが出る。生きたいいだしを作るには、どうしても上等のよく切れる鉋を持たねばならない。

そしてだしをとる時は、グラグラッと湯のたぎるところへ、サッと入れた瞬間、充分にだしができている。それをいつまでも入れておいて、クタクタ煮るのではろくなだしは出ず、かえって味をそこなうばかりである。いわゆる二番だしというようなものにしてはいけない。

音読ポイント

芸術家として多方面で活躍すると同時に、美食家としても名をなした北大路魯山人の随筆です。お料理好き、もしくは食べることが大好きな方が多くいらっしゃると思うので、日本人ならこだわりたい「だしの取り方」を選びました。

食べることへのあくなき追求、その描写は見事です。

かつおぶしの音、見た目、匂いなど五感を通してイメージを広げて読んでみてください。

かつおぶしの選び方、だしの取り方について「〜はいい」、「〜は悪い」と作者のこだわりが書かれているので、そこに作者の感情を入れて読むとおもしろい朗読《ろうどく》になります。

ちなみに、「亀節」は小型のかつおを三枚におろし、左右の片身を一節としてつくったもので、「本節」はかつおの背肉でつくった高級なかつおぶしです。

風立《かぜた》ちぬ

堀辰雄《ほりたつお》

それらの夏の日々、一面に薄《すすき》の生い茂った草原の中で、お前が立ったまま熱心に絵を描いていると、私はいつもその傍《かたわ》らの一本の白樺《しらかば》の木蔭に身を横たえていたものだった。そうして夕方になって、お前が仕事をすませて私のそばに来ると、それからしばらく私達は肩に手をかけ合ったまま、遥《はる》か彼方《かなた》の、縁《ふち》だけ茜色《あかねいろ》を帯びた入道雲《にゅうどうぐも》のむくむくした塊《かたま》りに覆《おお》われている地平線の方を眺めやっていたものだった。
ようやく暮れようとしかけているその地平線から、反対に何物かが生れて来つつあるかのように……

そんな日の或《あ》る午後、(それはもう秋近い日だった)私達はお前の描きかけの絵を画架《がか》に立てかけたまま、その白樺の木蔭に寝そべって果物を齧《か》じっていた。砂のような雲が空をさらさらと流れていた。そのとき不意に、何処《どこ》からともなく風が立った。私達の頭の上では、木の葉の間からちらちらっと覗《のぞ》いている藍色《あいいろ》が伸びたり縮んだりした。

それと殆《ほと》んど同時に、草むらの中に何かがばったりと倒れる物音を私達は耳にした。それは私達がそこに置きっぱなしにしてあった絵が、画架と共に、倒れた音らしかった。

すぐ立ち上って行こうとするお前を、私は、いまの一瞬の何物をも失うまいとするかのように無理に引き留めて、私のそばから離さないでいた。お前は私のするがままにさせていた。

風立ちぬ、いざ生きめやも。

ふと口を衝《つ》いて出て来たそんな詩句を、私は私に靠《もた》れているお前の肩に手をかけながら、口の裡《うち》で繰り返していた。

音読ポイント

情景、風景描写、心理描写が巧《たく》みに表現されている小説です。

主人公の「私」の一人語りです。「心の言葉」「情景・風景描写」の表現を変えると、広がりのある音読になります。「私」が情景を描写しているところは、私から見たもの、感じたことです。「私」になって、当時の思い出を、いまは目の前にいない「お前」に語りかけるように読んでみましょう。

気《き》の毒《どく》な奥様《おくさま》

岡本《おかもと》かの子《こ》

　或《あ》る大きな都会の娯楽街《アミューズメントセンター》に屹立《きつりつ》している映画殿堂では、夜の部がもうとっくに始まって、満員の観客の前に華《はな》やかなラヴ・シーンが映し出されていました。正面玄関の上《あが》り口《ぐち》では、やっと閑散《かんさん》の身になった案内係の少女達が他愛もないおしゃべりに夢中になっていました。

　突然、駈《か》け込んで来た女がありました。鬢《びん》はほつれ、眼は血走り、全身はわなわな顫《ふる》えています。少女達は驚きながら訳《わけ》を訊《たず》ねると、女はあわてて吃《ども》りながら言いました。

「私の夫が恋人と一緒に此処《ここ》へ来ているのを知りました。家では子供が急病で苦しんでいます。その子供を、かかり付けのお医者様に頼んで置いて、私は夫をつれに飛んで来ました。どうか早く夫を呼び出して下さい」

少女達は同情して、その女や夫の名前を訊ねました。すると、流石《さすが》に女は、自分の夫の恥《はじ》を打ち明けた上で、

名前まで知らせる事は躊躇《ちゅうちょ》しないではいられませんでした。思いまどった女は、

「名前だけは、私達の名誉の為め申されません。恋人を連れて此処へ来ている男ですよ。子供が苦しんでるのですから、早く呼び出して下さい」

と頻《しき》りに急《せ》き立てます。案内係りの少女達は、

「名前を告げなければ駄目です」

と言っても、その女は、

「それをどうにかして下さい」

と言ってききません。これには少女達も全く困って

しまいましたが、其《そ》のうち才はじけた一少女が、心得《こころえ》顔《がお》に筆を持って立札《たてふだ》の上に、女の言葉をその儘《まま》そっくり書きしるして、舞台わきに持って行って立てました。恋人を連れた男の方、あなたの本当の奥様が迎えにいらっしゃいました。お子様が急病だそうです、至急正面玄関へ。

俄然《がぜん》として座席は大騒ぎになりました。あちらからも、こちらからも立派な紳士が立ち上って正面玄関へ殺到しました。数十名の紳士達が殺到したのです。呆《あき》れてしまった少女達は、世の中の奥様達のことを考えて、実に気の毒と思いました。

音読ポイント

『気の毒な奥様』を皆さんはどのような気持ちで音読されましたか。「子どもが病気のときに浮気相手と映画館に行くなんて許せない男だ」と怒るか、「世の中、浮気している男がなんと多いことか」と嘆くか、「ばかだね〜」と浮気している男たちを一笑するか。

実は、岡本かの子さんの夫、岡本一平《いっぺい》氏は遊び人で、かの子自身も夫以外の男性とつきあっていたとのことです。

ところで、夫を呼び出してほしい妻は、映画館の案内係の少女たちに必死にお願いします。

「どうか早く夫を呼び出して下さい」
「子供が苦しんでるのですから、早く呼び出して下さい」
「それをどうにかして下さい」

これらのセリフに注目しましょう。皆さんはどのように読みましたか？

最初はなりふり構わず、駆けこんできて、どもってしまうほど焦《あせ》っています。

次のセリフは夫の恥をさらしたうえで、名前を言うことを躊躇《ちゅうちょ》するくらいですから、最初より落ち着きを取り戻しています。それでも、案内係を急《せ》き立てています。名前を告げないとだめだといわれても、「それをどうにかしてください」といってきかない。我《が》を通そうとする。

このように、女性の心情と態度に少しずつ変化が表れています。

この奥様のセリフの読み方で、奥様像が浮かび上がってきます。案内係の女性に「懇願《こんがん》するタイプ」、案内係を下に見ている「上から目線のタイプ」、どうしていいかわからないで「おろおろするタイプ」。

どのような読み方が正解ということはありませんので、自分の想像した女性像で感情こめて読んでみてください。

コラム　イメージすることの大切さ

身体を整えたいと思い、スポーツジムでヨガのレッスンを受けていました。

ヨガでは「身体の声を聴《き》いてください」といわれます。それは、身体に意識を向けることです。身体を動かすときには脳が働いています。脳と身体を結びつけることが大事なのです。

ヨガでは身体を動かす際、「イメージ」という言葉を使って表現することがあります。

ここで皆さんにやってみてほしいことがあります。

はじめに、無意識に歩いてみてください。次に頭のてっぺんが上に引っ張られているイメージで歩いてみてください。

どうですか？　上に引っ張られるイメージをしただけで、背筋がまっすぐに伸びてきませんか？

では次に、腰を誰かに後ろから押されているイメージをもって歩いてみてください。モデルウォークを習ったとき、「腰で歩く」といわれましたが、まさに腰を意識して歩くのです。腰から前に進む感じで、気持ちよく足が前に進みませんか。

次に、地面を後ろ足で蹴るイメージで歩いてみてください。足首が自然と動きますね。大地を踏みしめるように、足の裏で大地を感じましょう。こうすると足の裏に意識が行きます。

私の朗読は、このヨガの「イメージ」を取り入れています。イメージをもつことで歩き方が変わったように、イメージをもつことで声も話し方も変わります。

イメージすることの大切さが実感できると思います。

枕草子《まくらのそうし》

清少納言《せいしょうなごん》

〈一〉

春はあけぼの。やう《よ》やう《よ》白くなり行《ゆ》く、山ぎは《わ》すこしあかりて、むらさきだちたる雲のほそくたなびきたる。

夏はよる。月の頃はさらなり、やみもなほ《お》、ほたるの多く飛びちがひ《い》たる。また、ただひとつふたつなど、ほのかにうちひかりて行《ゆ》くもを《お》かし。雨など降るもを《お》かし。

秋は夕暮。夕日のさして山のはいとちかう《こ》なりたるに、からすのねどころへ行《ゆ》くとて、みつよつ、ふたつみつなどとびいそぐさへ《え》あは《わ》れなり。まいて雁《かり》などのつらねたるが、いとちひ《い》さくみゆるはいとを《お》かし。日入りはてて、風の音、むしのねなど、はたいふ《う》べきにあらず。

冬はつとめて。雪の降りたるはいふ《う》べきにもあらず、霜のいとしろきも、またさらでもいと寒きに、火などいそぎおこして、炭もてわたるもいとつきづきし。昼になりて、ぬるくゆるびもていけば、火《ひ》桶《おけ》の火もしろき灰がちになりてわろし。

音読ポイント

春は明け方がよい。夏は夜がよい。秋は夕暮れがよい。冬は早朝がよい。清少納言はこういっています。

この文章は読点を気にせず、意味で切って読みましょう。読点ごとに息継ぎをして切ってしまうと、文章の流れがきれいではありません。一文は一息でなめらかに読みましょう。

「をかし」という言葉に込められた作者の気持ちは、「興味深い」「趣《おもむ》きがある」「すばらしい」など、さまざまな現代語に訳されています。

日常の中から「をかし」をたくさん発見できたら、日々の生活も心豊かなものになるのではないでしょうか。

心《こころ》の飛沫《ひまつ》

宮本百合子《みやもとゆりこ》

胡坐《あぐら》

ああ　草原に出で
ゆっくりと楡《にれ》の木蔭
我が初夏の胡坐《あぐら》を組もう。
空は水色の襦子《サティン》を張ったよう

白雲が　湧《わ》いては消え　湧いては消え
飽《あ》きない自然の模様を描く。
遠くに泉でもあるか
清らかな風のふくこと！

私は、蟻《あり》の這《は》い廻る老いた幹に頭を靠《よ》せ
牧人《まきと》のように
外気に眼を瞑《つむ》って　光を吸う。
耀《ひかり》や熱に　魂《たましい》がとけ

軽々と情景に翔《と》ぶ　この思い。

音読ポイント

なんと気持ちのいい詩でしょう。晴れわたった空の下で、胡坐をかいて、思い切り深呼吸をしたくなりますね。胡坐というと、最近ではヨガや瞑想《めいそう》、座禅などで、女性も胡坐をかきます。この詩もそのような情景が思い浮かびます。

これは、日本の近代女流文学を代表する作家、宮本百合子の作品ですが、頭の中にたっぷりと情景を浮かべて読んで、その空気を味わうように読みましょう。

きれいに読む必要はありません。想像したさわやかな情景に自分の身を置き、その感情で読んでみましょう。

日常の忙しさで疲れているとき、このようなさわやかな詩を読んだり、いい音楽を聴《き》いたり、美しい景色の写真を見るなどしてイメージを膨《ふく》らませ、幸せな気持ちになると、ドーパミンが分泌され、気分がリフレッシュできます。

疲れたな、やる気が出ないな……というときには、自分が好きな詩や文章を読むことをおすすめします。

吾輩《わがはい》は猫《ねこ》である

夏目漱石《なつめそうせき》

　吾輩《わがはい》は猫である。名前はまだ無《な》い。

　どこで生れたかとんと見当《けんとう》がつかぬ。何でも薄暗いじめじめした所でニャーニャー泣いていた事だけは記憶している。吾輩はここで始めて人間というものを見た。しかもあとで聞くとそれは書生《しょせい》という人間中で一番獰悪《どうあく》な種族であったそうだ。

　この書生というのは時々我々を捕《つかま》えて煮《に》て食うとい

う話である。しかしその当時は何という考《かんがえ》もなかった から別段《べつだん》恐《おそろ》しいとも思わなかった。ただ彼の掌《てのひら》に載せ られてスーと持ち上げられた時何だかフワフワした感 じがあったばかりである。

掌の上で少し落ちついて書生の顔を見たのがいわゆ る人間というものの見始《みはじめ》であろう。この時妙《みょう》なものだ と思った感じが今でも残っている。

第一毛をもって装飾されべきはずの顔がつるつるし てまるで薬缶《やかん》だ。その後《ご》猫にもだいぶ逢《あ》ったがこんな 片輪《かたわ》には一度も出会《でく》わした事がない。のみならず顔の真中があまりに突起している。そうしてその穴の中から時々ぷうぷうと煙《けむり》を吹く。どうも咽《む》せぽくて実に弱った。これが人間の飲む煙草《たばこ》というものである事はようやくこの頃知った。

音読ポイント

『吾輩は猫である』は夏目漱石の有名な長編小説です。小説を読むと、この猫が何歳くらいでどういう猫か、どういう考えを持っている猫かわかってきます。しかし、ここではあえて小説に描かれている猫から少し離れ、自分の中でこの「吾輩」という猫のイメージを膨らませて、その猫になりきって読んでみましょう。

たとえば、年老いた男性、幼児、シニカルな男性、色っぽい女性など。その時に、吾輩の部分をそのイメージした人物の口調に直してもいいでしょう。

最初の言葉をちょっと変えてみました。声に出して読んでみてください。

あたいは猫だよ。

オラは猫だべ。

わたくしは猫でございます。

ぼくは猫です。

拙者《せっしゃ》は猫でございまする。

アタシ、猫。

わしは猫じゃ。


どうですか？　最初の語り口で、登場する猫がどんな猫なのか、イメージが変わりますね。と同時に、皆さんの読み方も変わってきませんか。頭の中でイメージしたことは、自然に声色も後に続く口調も変わってきます。

音読では、イメージを膨らませ、いろいろな読み方をぜひ楽しんでいただきたいと思います。

イメージを膨らませることは、認知症予防の効果が期待されています。年を重ねると、子どものときのように空想したり、イメージすることをあまりしなくなります。だからこそ、本の中では思い切り空想やイメージの世界に浸《ひた》ってみましょう。

夢十夜《ゆめじゅうや》

夏目漱石《なつめそうせき》

第一夜

こんな夢を見た。

腕組をして枕元に坐《すわ》っていると、仰向《あおむき》に寝た女が、静かな声でもう死にますと云《い》う。女は長い髪を枕に敷いて、輪郭《りんかく》の柔《やわ》らかな瓜実顔《うりざねがお》をその中に横たえている。真白な頬《ほお》の底に温《あたた》かい血の色がほどよく差して、唇《くちびる》の色は無論《むろん》赤い。とうてい死にそうには見えない。しかし女は静かな声で、もう死にますと判然《はっきり》云った。自分も確《たしか》にこれは死ぬなと思った。そこで、そうかね、もう死ぬのかね、と上から覗《のぞ》き込むようにして聞いて見た。

死にますとも、と云いながら、女はぱっちりと眼を開《あ》けた。大きな潤《うるおい》のある眼で、長い睫《まつげ》に包まれた中は、ただ一面に真黒であった。その真黒な眸《ひとみ》の奥に、自分の姿が鮮《あざやか》に浮かんでいる。

自分は透《す》き徹《とお》るほど深く見えるこの黒眼《くろめ》の色沢《つや》を眺

めて、これでも死ぬのかと思った。それで、ねんごろに枕の傍《そば》へ口を付けて、死ぬんじゃなかろうね、大丈夫だろうね、とまた聞き返した。すると女は黒い眼を眠そうに睜《みはっ》たまま、やっぱり静かな声で、でも、死ぬんですもの、仕方がないわと云った。

じゃ、私《わたし》の顔が見えるかいと一心《いっしん》に聞くと、見えるかいって、そら、そこに、写ってるじゃありませんかと、にこりと笑って見せた。自分は黙って、顔を枕から離した。腕組をしながら、どうしても死ぬのかなと思った。

しばらくして、女がまたこう云った。

「死んだら、埋《う》めて下さい。大きな真珠貝で穴を掘って。そうして天から落ちて来る星の破片《かけ》を墓標《はかじるし》に置いて下さい。そうして墓の傍《そば》に待っていて下さい。また逢《あ》いに来ますから」

自分は、いつ逢いに来るかねと聞いた。

「日が出るでしょう。それから日が沈むでしょう。それからまた出るでしょう、そうしてまた沈むでしょう。――赤い日が東から西へ、東から西へと落ちて行くうちに、――あなた、待っていられますか」

自分は黙って首肯《うなず》いた。女は静かな調子を一段張り上げて、

「百年待っていて下さい」と思い切った声で云った。

「百年、私の墓の傍に坐って待っていて下さい。きっと逢いに来ますから」

自分はただ待っていると答えた。すると、黒い眸《ひとみ》のなかに鮮《あざやか》に見えた自分の姿が、ぼうっと崩《くず》れて来た。静かな水が動いて写る影を乱したように、流れ出したと思ったら、女の眼がぱちりと閉じた。長い睫《まつげ》の間から涙が頰へ垂れた。――もう死んでいた。

音読ポイント

漱石の作品の中でも数少ない幻想的な恋愛小説であり、大人のファンタジーといえるものです。

「　」のないセリフがあります。「　」があると思って読んでみましょう。読み手は「自分」なので、この男の気持ちを慮《おもんぱか》って読んでみましょう。

また、女性の話し方の説明が、いくつか出てきます。

「静かな声で、もう死にますと判然《はっきり》云った。」

「女は静かな調子を一段張り上げて、」

「思い切った声で云った。」

静かな声というのは、小声ではないことに注意しましょう。ここでは「冷静な」「落ち着いた」という意味です。

思い切った声のときはお腹に力を込めて、お腹から声を出しましょう。女は死を覚悟し、最後の力を振り絞っていったのでしょう。必死な気持ちを声で表現します。

張り上げるのは声ではなく、静かな調子であることに気をつけて読みましょう。

コラム 五感を使う

テレビ番組でリポートをするときに教えられたことは、「五感を使え」ということ。五感は「視覚」「聴覚」「嗅覚」「触覚」「味覚」。五感を生かすと、自然と表情も声も変わってきます。それによって、聴いている側にも立体的にその場の情景が伝わってきます。

皆さんは普段日常で五感を使っているでしょうか。

視野の中に入っている「見る」と内容を理解して興味を持って「見る」では違います。音として「聞こえている」と内容を理解して「聞く」とは違います。

ぬいぐるみをただ「触る」のと、実際に触って「ふわふわだ」「抱き心地がいい」「癒《いや》されるような温《ぬく》もりがある」と感触を楽しむ人とでは違います。

食べ物を前にして、「味がする」というのと意識して「味わう」のとでは違います。

年を重ねるにつれて、若いときの感覚から少しずつ変わってきていることを実感することでしょう。加齢で視覚・聴覚・嗅覚・味覚は衰えていきます。けれども、経験を積んできたことで、若いときに感じなかったことを敏感に感じ取ることもあります。

文章の中のイメージの世界で広がる五感は、経験豊富であればあるほど、想像が広がります。沈丁花《じんちょうげ》の香りといったら、沈丁花の香りを知っている人しかその香りを想像できません。

年を重ねていろいろな人生経験を積んだ方こそ、その経験が朗読に生かされます。五感をフルに使いましょう。

人生論《じんせいろん》ノート

三木清《みききよし》

幸福について（抜粋）

幸福の問題が倫理の問題から抹殺《まっさつ》されるに從《従》つ《っ》て多くの倫理的空語を生じた。例《たと》へ《え》ば、倫理的といふ《う》ことと主體《体》的といふ《う》こととが一緒に語られるのは正しい。けれども主體《体》的といふ《う》ことも今日では幸福の要求から抽象されることによつ《っ》て一つの倫理的空語となつ《っ》てゐ《い》るる。

そこでまた現代の倫理學《学》から抹殺されようとしてゐ《い》るのは動機論であり、主體《体》的といふ《う》語の流行と共に倫理學《学》は却《かえ》つ《っ》て客觀《観》論に陥《おちい》るに至つ《っ》た。

幸福の要求がすべての行爲《為》の動機であるといふ《う》ことは、以前の倫理學《学》の共通の出發《発》點《点》であつ《っ》た。現代の哲學《学》はかやう《よ》な考へ《え》方を心理主義と名附けて排斥することを學《学》んだのであるが、そのとき他方において現代人の心理の無秩序が始まつ《っ》たのである。

この無秩序は、自分の行爲《為》の動機が幸福の要求であるのかどうかが分らなくなつ《っ》たときに始まつ《っ》た。そしてそれと同時に心理のリアリティが疑は《わ》しくなり、人間解釋《釈》についてあらゆる種類の觀《観》念主義が生じた。

　心理のリアリティは心理のうちに秩序が存在する場合にあかしされる。幸福の要求はその秩序の基底であり、心理のリアリティは幸福の要求の事實《実》のうちに與《与》へ《え》られてゐ《い》る。

　幸福論を抹殺した倫理は、一見いかに論理的であるにしても、その内實《実》において虛無《きょむ》主義にほかならぬ。

音読ポイント

戦後間もない時期に、多くの若者に読まれたという三木清の『人生論ノート』。「倫理的空語」「動機論」「客観論」「観念主義」など評論文に使われる独特の言葉をしっかり理解していないと、自分のものとして内容を消化するには、時間がかかりそうです。

このように理解するのに難しい文章でも、声に出して読んでみると、頭で理解しようと脳が働きます。つまり脳トレになります。

高校生の現代国語にのっているような評論も、好き嫌いをせずに読むと、論理的思考に近づけるかもしれません。

たけくらべ

樋口一葉《ひぐちいちよう》

見るに気の毒なるは雨の中の傘《かさ》なし、途中に鼻緒《はなお》を踏み切りたるばかりは無《な》し、美登利《みどり》は障子《しょうじ》の中ながら硝子《がらす》ごしに遠く眺めて、あれ誰れか鼻緒を切つ《っ》た人がある、母《かか》さん切れを遣《やっ》つても宜《よ》う御座《ござ》んすかと尋《たず》ねて、針箱の引出しから友仙《ゆうぜん》ちりめんの切れ端《はし》をつかみ出し、庭下駄はくも鈍《もど》かしきやう《よ》に、馳《は》せ出でて椽先《えんさき》の洋傘《こうもり》さすより早く、庭石の上を伝《つと》ふ《う》て急ぎ足に来たりぬ。

それと見るより美登利の顔は赤う成りて、何《ど》のやう《よ》の大事にでも逢《あ》ひしやう《よ》に、胸の動悸《どうき》の早くうつを、人の見るかと背後《うしろ》の見られて、恐る恐る門の傍《そば》へ寄ればば、信如《しんにょ》もふつと振《つ》返りて、これも無言に脇《わき》を流るる冷汗、跣足《はだし》に成りて逃げ出したき思ひ《い》なり。

平常《つね》の美登利ならば信如が難義の体《てい》を指さして、あれあれあの意久地《いくじ》なしと笑《わろ》ふて笑《う》ふて笑ひ《い》抜いて、言ひ《い》たいままの悪《にく》まれ口、よくもお祭りの夜《よ》は正太《しょうた》さんに仇《あだ》をするとて私たちが遊びの邪魔をさせ、罪も無《な》い三ちやん《ゃ》を擲《たた》かせて、お前は高見で采配《さいはい》を振《つ》つてお出《いで》なされたの、さあ謝罪《あやまり》なさんすか、何とで御座んす、私の事を女郎女郎と長吉づらに言は《わ》せるのもお前の指図、女郎でも宜《い》いでは無いか、塵《ちり》一本お前さんが世話には成らぬ、私には父《とと》さんもあり母《かか》さんもあり、大黒屋の旦那も姉さんもある、お前のやうな腥《なまぐさ》のお世話には能《よ》うならぬほどに、余計な女郎呼《よば》は《わ》り置いて貰ひ《い》ましよ《ょ》、言ふ《う》事があらば陰のくすくすならで此《こ》処《こ》でお言ひ《い》なされ、お相手には何《い》時《つ》でも成つ《っ》て見せまする、さあ何とで御座んす、と袂《たもと》を捉《と》らへて捲《まく》しかくる勢ひ《い》、さこそは当り難うもあるべきを、物いはず格子のかげに小隠れて、さりとて立去るでも無しに唯《ただ》うぢうぢと胸とどろかすは平常《つね》の美登利のさまにては無かりき。

音読ポイント

明治時代の作品ですが、古典に近い独特のリズムがあります。句読点にとらわれず、意味が通るように意識して読みましょう。読点で切ると、意味がつながらないところがあります。

難しい文章ではなく、内容も理解しやすいので、今までの小説のように、普通に読んでみてください。「　」はありませんが、セリフの部分に印をつけて、美登利の言葉はセリフのように読んでみましょう。

「女《おんな》らしさ」とは何《なに》か

与謝野晶子《よさのあきこ》

論者はまた、「女らしさ」とは愛と、優雅《ゆうが》と、つつましやかさとを備《そな》えていることをいうのである。その反対に「女らしくない」ということは、無情、冷酷、生意気《なまいき》、半可通《はんかつう》、不作法《ぶさほう》、粗野《そや》、軽佻《けいちょう》等を意味するのであるといわれるでしょう。

しかし愛と、優雅と、つつましやかさとは男子にも必要な性情であると私は思います。それは特に女子にのみ期待すべきものでなくて、人間全体に共通して欠くことの出来ない人間性そのものです。それを備えていることは「女らしさ」でもなければ「男らしさ」でもなく「人間らしさ」というべきものであると思います。

人間性は男女の性別に由《よ》って差異《さい》を生ずる性質のものでないのですから、もしこれを失う者があれば「人間らしくない」として、男女にかかわらず批難して宜《よろ》しい。しかるに従来は男子に対してそれが寛仮《かんか》され、女子に対してのみ「女らしくない」という言葉を以《もっ》て峻厳《しゅんげん》に批難されて来たのは偏頗極《へんぱきわ》まることだと思います。

我国の男子の中には、まだこの点を反省しない人たちがあって、いわゆる豪傑風《ごうけつふう》を気取った前代の男子の悪習を保存し、自分自身は粗野な言動を慎《つつし》まないのみならず、その醜《みにく》さをかえって得意としながら、唯《た》だ女子にばかり、愛と、優雅と、つつましやかさとを要求します。しかし無情、冷酷、生意気《なまいき》、半可通《はんかつう》、不作法《ぶさほう》、粗野《そや》、軽佻《けいちょう》等の欠点は、男子においても許しがたい欠点であることを思わねばなりません。

これを女にばかり責めるのは、性的玩弄物《がんろうぶつ》として、炊事器械として、都合の好いように、女子を柔順無気力な位地に退化せしめて置く男子の我儘《わがまま》からであるといわれても仕方がないでしょう。

音読ポイント

一九二一年（大正一〇年）、今からちょうど一〇〇年前に書かれた歌人、与謝野晶子の随筆です。

現在は、「女らしさ」という言葉は差別的な言葉として捉えられるようになりました。言葉は時代の流れで変化していきます。そんな中で一〇〇年前の世相や当時の女性の考えを知るには、貴重な文章です。

「女らしさ」「男らしさ」という言葉に代わって、多様性の時代は、まさに人間性というものが重視されていくのでしょう。

読み方は、筆者がいいたいこと、伝えたいことは何かということを念頭に置いて、伝わるように読みましょう。

スピーチ（演説）のような読み方をしてもいいし、インタビューに答えている女性のようなシチュエーションで読んでもよさそうです。いずれにしても、自分の意見を論理的にしっかり伝えられるように、滑舌《かつぜつ》よく、はっきりと読みましょう。

二《ふた》つの声《こえ》

島崎藤村《しまざきとうそん》

朝

たれか聞くらん朝の声
眠《ねむり》と夢を破りいで
彩《あや》なす雲にうちのりて
よろづの鳥に歌はれ《わ》つ
天のかなたにあらはれ《わ》て

東の空に光あり
そこに時あり始《はじめ》あり
そこに道あり力あり
そこに色あり詞《ことば》あり
そこに声あり命あり
そこに名ありとうたひ《い》つゝ《つ》
みそらにあがり地にかけり
のこんの星ともろともに
光のうちに朝ぞ隠るゝ《る》

暮

たれか聞くらん暮の声
霞《かすみ》の翼《つばさ》雲の帯
煙の衣《ころも》露の袖《そで》
つかれてなやむあらそひ《い》を
闇のかなたに投げ入れて
夜《よる》の使《つかい》の蝙蝠《こうもり》の
飛ぶ間《ま》も声のをやみなく
こゝ《こ》に影あり迷《まよい》あり

こゝ《こ》に夢あり眠《ねむり》あり
こゝ《こ》に闇あり休息《やすみ》あり
こゝ《こ》に永きあり遠きあり
こゝ《こ》に死ありとうたひ《い》つゝ《つ》
草木《くさき》にいこひ《い》野《の》にあゆみ
かなたに落つる日とともに
色なき闇に暮ぞ隠るゝ《る》

音読ポイント

詩人であり、『破《は》戒《かい》』などの作品で知られる作家、島崎藤村の言葉に「生命は力なり。力は声なり。声は言葉なり。新しき言葉はすなはち新しき生涯なり。」という一文があります。

藤村は「声」を大切にしていました。そこで、数ある詩の中から、『若菜集《わかなしゅう》』に収録されている「二つの声」を選びました。

この詩には七五調の韻律《いんりつ》（文のリズム）があります。リズムを大切にしながらも、藤村の伝えたかったことをしっかりかみしめて詩を味わいましょう。

「朝」と「暮」の対比、「そこに」と「こゝに」の対比に注意して読んでみましょう。

読み手が持つ詩のイメージが、そのまま声に表現されることを感じてみてください。

詩は、短い言葉の中に、作者の伝えたいこと、イメージが凝縮されています。小学生のとき、一つの詩をクラス全員で声をそろえて読む、いわゆる「斉読《せいどく》」をしたことがあると思います。しかしそれでは、詩の音読のおもしろみが感じられません。

詩は、普通の文章と同じで、自由に読んでいいのです。自分の思い描いた詩のイメージを、自分の感性で、自分の表現で読んでみてください。

自分で詩を楽しむためにも、朗読として聞かせるにも、そのような読み方のほうがずっと味わい深いものになります。

コラム　声で変わる「もしもし」

・好きな人にかけるときの電話の声かけ
・苦手な人にかけるときの電話の声かけ
・寝ているときにかかってきた電話の声かけ
・誰かとけんかしているときにかかってきた電話
・緊張する相手にかけるときの電話
・実家の両親への電話
・急いでいるときにかかってきた電話
・途中で切れてしまった電話
・遠くの人に呼びかけるとき「もしも〜し」
・落とし物をした人を呼び止めるとき……

これでわかることは、人は話す相手やシチュエーション、自分の気分、話す内容によって話し方が変わるということです。緊張していれば、肩に力が入って喉《のど》が詰まった声になるだろうし、機嫌が悪いときは早口になる、子ども相手に話しかけるときは声のトーンは高くなるなど、無意識に変わっているのです。

そして、普段の会話で自分の話し方がどうなっているか意識してみましょう。自分は意識していなくても、疲れているときの声は「不機嫌な声」に取られたり、「いいんじゃない？」と好意的にいったつもりが、ぶっきらぼうな言い方だと「どうでもいい返事」と取られたり、声の調子で誤解を生む可能性があります。

声のトーンは大事で、「ただいま」の一声で、その人が疲れているのか、いいことがあったのか、わかるのと同じです。

声に敏感になると、その人の健康状態や、心の声も読み取れるようになります。それだけ、声はその人自身を表す大事なものなのです。

桃太郎《ももたろう》

むかしむかし、あるところに、おじいさんとおばあさんが住んでいました。

ある日、おじいさんは山へ柴刈《しばか》りに、おばあさんは川へ洗濯をしに出かけました。

おばあさんが洗濯をしていると、ドンブラコドンブラコと、大きな大きな桃が流れてきました。おばあさんは慌《あわ》ててその桃を拾い、よっこらしょ、よっこらしょと家に持ち帰りました。

おじいさんとおばあさんが、「見事な桃じゃ」としばし眺《なが》めていると、桃がごそごそ動き出し、ぱかーんと真っ二つに割れて、「オギャー」と中から玉のような男の子が誕生しました。

おじいさんもおばあさんも、子どもが欲しかったので大喜びです。男の子は桃から生まれたので、桃太郎と名づけられました。

桃太郎は、すくすくと元気に育ち、村一番の力持ちになりました。

ある日のこと、鬼ヶ島《おにがしま》に宝をいっぱい奪った鬼がいると聞いた桃太郎は、鬼退治《おにたいじ》に出かけることにしました。

桃太郎が鬼退治に出かける日、おばあさんは「おなかがすいたらこれを食べなさい」と、きびだんごを桃太郎に渡しました。

桃太郎は喜んで、きびだんごを持って出かけていきました。

途中で一匹のいぬに声をかけられました。

「桃太郎さん、お腰につけたきびだんご、一つ私にくださいな」

「私はこれから鬼退治に出かけるのだ。ついてくるなら一つあげよう」

犬は、喜んで桃太郎の後についていきました。

そのあと出会った猿《さる》も、雉《きじ》も、きびだんごをもらい、いぬ、猿、雉の家来《けらい》を連れて、鬼ヶ島にたどりついた桃太郎と家来たちは、悪い鬼を次々にやっつけてしまいました。

金棒《かなぼう》を持った鬼たちは目に涙をいっぱい浮かべてい

いました。

「降参《こうさん》、降参。もう悪いことはしません。盗んだものは全部返します」

桃太郎が鬼を征伐《せいばつ》し、宝を取り返したおかげで、村中の人が安心して幸せに暮らせるようになりましたとさ。めでたしめでたし。

音読ポイント

誰でも知っている昔話ですね。

「むかしむかし」から始まる物語。慣れてきたら、「文字を読む」のではなく「ものがたりを伝える語り手」として、目の前にいる子どもに話して聞かせるように読んでみてください。

「話すように読む」。どうやるのかというと、「技術」ではなく、「伝えたいという気持ち」が強くなると、読み方は自ずと変わってきます。

目の前にぬいぐるみを置いて、ぬいぐるみに向かって話す練習をするのもいいです。聴き手が目の前にいるという意識をもつと、音読は「語り」に変わっていきます。

「まんが日本昔ばなし」の市原悦子《いちはらえつこ》さんの語りを思い出して、読んでみるのもいいでしょう。

寿限無《じゅげむ》

寿限無《じゅげむ》　寿限無　五劫《ごこう》の擦《す》り切れ
海砂利水魚《かいじゃりすいぎょ》の　水行末《すいぎょうまつ》
雲来末《うんらいまつ》　風来末《ふうらいまつ》
食う寝るところに　住むところ
やぶら小路《こうじ》の　藪柑子《ぶらこうじ》
パイポ　パイポ
パイポの　シューリンガン

シューリンガンの　グーリンダイ
グーリンダイの　ポンポコピーのポンポコナの
長久命《ちょうきゅうめい》の長助《ちょうすけ》

音読ポイント

「寿限無」から「長助」までがひとつの名前です。長い名前によって巻き起こる笑いがテーマの落語です。

腹式呼吸でしっかりお腹から声を出し、滑舌に気をつけながら、元気よくテンポよく読みましょう。

力のない声ではおもしろさが伝わりません。

落語は日本の古典芸能、噺家《はなしか》の話芸です。聴きに行ったことがない方は、ぜひ一度聴きに行ってみてください。

音読がきっかけで、落語に興味をもち、寄席に足を運ぶようになれば、認知症予防にもなります。

認知症予防には、新しいことに興味関心をもつこと、行動することがいいとされています。寄席まで行く時間がない、近くに落語を聴けるところがないというのであれば、図書館の音声資料やオーディオブックなどで聴くこともできます。

落語に興味が湧けば、わかりやすく子ども向けに書かれた落語の本もありますので、音読してみてください。

プロの話芸、話し方、表現などを参考に、音読練習を積むと、読み方の向上が期待できます。

ういろう売《う》り

拙者《せっしゃ》親方と申すは、お立合いの中《うち》にご存知のお方もござりましょうが、お江戸を発《た》って二十里上方《かみがた》、相州《そうしゅう》小田原一色町《おだわらいっしきまち》をお過ぎなされて青物町《あおものちょう》を登りへおいでなさるれば、欄干橋虎屋藤右衛門《らんかんばしとらやとうえもん》、只今《ただいま》は剃髪《ていはつ》致して、円斎《えんさい》と名乗りまする。

元朝《がんちょう》より大晦日《おおつごもり》まで、お手に入れまするこの薬は、昔、珍《ちん》の国の唐人《とうじん》、外郎《ういろう》という人、わが朝《ちょう》へ来たり、帝《みかど》へ参内《さんだい》の折からこの薬を深く籠《こ》め置き、用《もち》ゆる時は一粒《いちりゅう》ずつ、冠《かんむり》の隙間より取り出《いだ》す。依《よ》ってその名を帝より、「透頂香《とうちんこう》」と賜《たまわ》る。即《すなわ》ち文字には、「頂《いただ》き・透《す》く・香《にお》い」と書いて、とうちんこうと申す。只今はこの薬、殊《こと》の外世上《ほかせじょう》に弘まり、方々《ほうぼう》に似看板《にせかんばん》を出《いだ》し、イヤ小田原の、灰俵《はいだわら》の、さん俵の、炭俵のといろいろに申せども、平仮名《ひらがな》をもって「ういろう」と記《しる》せしは親方円斎《おやかたえんさい》ばかり。もしやお立合いの中《うち》に、熱海《あたみ》か塔《とう》ノ沢《さわ》へ湯治《とうじ》にお出《いで》なさるるか、又は伊勢《いせ》御参宮《ごさんぐう》の折からは、必ず門違《かどちが》いなされまするな。お登りならば右の方《かた》、お下《くだ》りなれば左側、八方《はっぽう》が八《や》つ棟《むね》、表が三《み》つ棟《むね》、玉堂造《ぎょくどうづく》り、破風《はふ》には、菊に桐の薹《とう》の御紋を御赦免《ごしゃめん》あって、系図正しき薬でござる。

いや最前《さいぜん》より家名《かめい》の自慢ばかり申しても、ご存知ない方には、正身《しょうじん》の胡椒《こしょう》の丸呑み、白河夜船《しらかわよふね》。さらば一粒《いちりゅう》食べかけて、その気味《きみ》合《あ》いをお目にかけましょう。先《ま》ずこの薬をかように一粒《いちりゅう》舌の上にのせまして腹内《ふくない》へ納めますると、イヤどうも言えぬは、胃《い》・心《しん》・肺《はい》・肝《かん》がすこやかになって、薫風喉《くんぷうのんど》より来たり、口中《こうちゅう》微涼《びりょう》を生ずるが如し。魚鳥《ぎょちょう》・茸《きのこ》・麺類の食い合わせ、その外万病《ほかまんびょう》速効ある事、神の如《ごと》し。さてこの薬、第一の奇妙には、舌のまわることが、銭独楽《ぜにごま》がはだしで逃げる。ひょっと舌がまわり出すと、矢も盾《たて》もたまらぬじゃ。

そりゃそりゃそりゃそりゃ、そりゃそりゃ、まわってきたわ、まわってくるわ。アワヤ喉《のんど》、サタラナ舌《した》に、カ牙《げ》サ歯音《しおん》、ハマの二つは唇《くちびる》の軽重《けいちょう》、開合《かいごう》さわやかに、あかさたなはまやらわ、おこそとのほもよろを。一つへぎへぎに、へぎほしはじかみ、盆豆盆米盆牛蒡《ぼんまめぼんごめぼんごぼう》、摘蓼《つみたで》摘豆摘山椒《つみまめつみさんしょう》。書写山《しょしゃざん》の社僧正《しゃそうじょう》。粉米《こごめ》の生噛《なまが》み粉米の生噛みこん粉米のこ生噛み。繻子《しゅす》・緋繻子《ひじゅす》、繻子・繻珍《しゅちん》。親も嘉兵衛《かへい》、子も嘉兵衛《かへい》、親かへい子かへい子かへい親かへい。古栗《ふるくり》の木の古切口《ふるきりくち》、雨合羽《あまがっぱ》か番合羽《ばんがっぱ》か、貴様の脚絆《きゃはん》も皮脚絆《かわぎゃはん》、我等《われら》が脚絆も皮脚絆。しっ皮袴《かわばかま》のしっぽころびを、三針《みはり》はりながにちょと縫うて、縫うてちょとぶんだせ。河原撫子《かわらなでしこ》・野石竹《のぜきちく》、のら如来《にょらい》、のら如来、三《み》のら如来に、六《む》のら如来。一寸《ちょっと》先のお小仏《こぼとけ》に、おけつまづきゃるな。細溝《ほそどぶ》にどじょによろり。京の生鱈《なまだら》奈良生学鰹《なままながつお》、ちょと四五貫目《しごかんめ》、お茶立《た》ちょ茶立ちょ、ちゃっと立ちょ茶立ちょ、青竹茶《あおだけ》せんでお茶ちゃと立ちゃ。

　来るは来るは何が来る、高野《こうや》の山のお柿小僧《こけらこぞう》、狸《たぬき》百匹《ひゃっぴき》、箸百膳《はしひゃくぜん》、天目百杯《てんもくひゃっぱい》、棒八百本《ぼうはっぴゃっぽん》。武具馬具《ぶぐばぐ》ぶぐばぐ、三《み》ぶぐばぐ、合わせて武具馬具、六《む》ぶぐばぐ。菊《きく》栗《くり》菊栗、三菊栗《みきくくり》、合わせて菊栗、六菊栗《むきくくり》。麦《むぎ》、塵《ごみ》、麦ごみ、三《み》麦ごみ、合わせて麦ごみ、六《む》麦ごみ。あの長押《なげし》の長薙刀《ながなぎなた》は誰《た》が長薙刀ぞ。向こうの胡麻《ごま》がらは荏《え》の胡麻がらか真《ま》胡麻がらか、あれこそほんの真胡麻《まごま》がら。がらぴいがらぴい風車《かざぐるま》。おきゃがれこぼし、おきゃがれ小法師《こぼし》、ゆんべもこぼして又こぼした。たあぷぽぽ、たあぷぽぽ、ちりからちりからつったっぽ。たっぽたっぽ干《ひ》だこ、落ちたら煮て食お、煮ても焼いても食われぬ物は、五徳《ごとく》・鉄灸《てっきゅう》、金熊童子《かなぐまどうじ》に、石熊《いしくま》・石持《いしもち》・虎熊《とらくま》・虎きす。中にも東寺《とうじ》の羅生門《らしょうもん》には、茨木《いばらき》童子《どうじ》がうで栗五合《ぐりごんごう》、つかんでおむしゃる。彼《か》の頼光《らいこう》の膝元去らず。

鮒《ふな》・金柑《きんかん》・椎茸《しいたけ》・さだめて後段《ごだん》な、そば切り、そうめん、うどんか愚鈍《ぐどん》な小新発知《こしんぼち》。小棚《こだな》のこ下《した》の小桶《こおけ》にこ味噌が、こ有るぞ、小杓子《こしゃくし》、こ持って、こ掬《すく》って、こ寄こせ。おっと合点《がてん》だ、心得《こころえ》たんぼの川崎・神奈川・程《ほど》ヶ谷・戸塚は走って行けば、灸《やいと》を摺《す》りむく三里ばかりか、藤沢、平塚、大磯がしや、小磯の宿《しゅく》を七つ起きして早天早々相州《そうてんそうそうそうしゅう》小田原《おだわら》とうちん香《こう》。隠れござらぬ貴賤群衆《きせんぐんじゅ》の花のお江戸の花ういろう。あれあの花を見てお心をお和《やわ》らぎゃっという、産子《うぶこ》、這子《はうこ》に至るまで、このういろうの御評判、御存知ないとは申されまいまいつぶり、角《つの》出せ棒出せ、ぼうぼう眉《まゆ》に、臼《うす》・杵《きね》・すりばち・ばちばちぐわらぐわらぐわらと羽目をはずして今日《こんにち》お出《いで》のいずれも様《さま》に、上げねばならぬ、売らねばならぬと息《いき》せい引っぱり、東方《とうほう》世界の薬の元締め、薬師如来《やくしにょらい》も照覧《しょうらん》あれと、ホホ敬《うやま》ってういろうはいらっしゃりませぬか。

音読ポイント

歌舞伎十八番の一つである「ういろう売り」。早口言葉が入っているこの口上《こうじょう》は、俳優、声優、アナウンサーなど声を職業としている人が、発音・滑舌・セリフの練習として読んでいます。

まずは、一度声に出して最後まで読んでみましょう。いきなり早口で読もうとせず、まずはお腹から声を出して、一文字ずつ、はっきりと明朗に発音しましょう。「ういろう売り」は元気に音読したいもの。威勢のいい声を出すことで、ストレス解消につながります。

薬を一粒飲んだら効いてきて、だんだん舌が回りだしていく様子は、滑稽《こっけい》です。薬が効いてきて勝手に舌が回り出す感じが表現できると、この口上は単なる滑舌練習ではなく、聴いていておもしろさが伝わる一つの作品となります。

毎日のウォーミングアップのエクササイズとして、ぜひ活用してください。

コラム 新聞活用術

毎日同じものを読んでいたら飽きてしまう。毎日違う題材を、もっと知識や教養が身につくもので音読したいという方におすすめなのが新聞です。

ニュースを耳で聴いたり、目で読んだりして内容をわかっていても、いざ声に出すと、漢字の羅列《られつ》で突っかかってしまったり、菅義偉《すがよしひで》総理のフルネームを読めなかったりすることに気がつきます。声に出して読むことで、日常の会話でも政治経済の単語もスラスラ口にすることができます。

また、新聞を文字通りに読むのではなく、それを自分なりに消化し、自分の言葉でそれを誰かに伝える練習をするにもよい教材です。アナウンサー試験では、関心あるニュースや時事用語について質問されることがあるのですが、毎日、新聞を音読または伝える練習をしていれば怖いものなしです。

たとえば、朝日新聞には「天声人語」があります。決められた文字数で、世相が込められた無駄のない文章。私は毎日声に出して読んでいます。書き言葉なので、初見では、突っかかってしまうこともよくあります。1度目は書いてあることを把握し、2度目で突っかかることをなくし、3度目で伝えるように読む。3回読むと、最初にいいづらかった言葉も、発音しやすくなってきます。

簡潔でメリハリのよい文章を毎日読んでいると、教養や知識が身につくだけでなく、考えのまとめ方、文章の書き方も身につきそうです。コラムや随筆、記者の目線で書かれたものは、話し言葉に近い文章になっているので音読しやすいです。

ニュース記事《きじ》など

▼季節の話題

今日3月3日は子どもの健《すこ》やかな成長を祈る桃《もも》の節《せっ》句《く》です。

目黒区《めぐろく》のこども園では、子どもたちが元気にひな祭りを楽しみました。

このこども園では、子どもたちに文化への理解を深め、季節の行事を楽しんでもらおうと、毎年ひな祭り集会を開いています。

参加したのは3歳から5歳までのおよそ130人。職員による劇やクイズを通して、ひな祭りの由来やしきたりを学びました。

このあと子どもたちはひなあられなどを味わい、桃の節句をめいっぱい楽しんだそうです。

▼**天気予報**

全国の気象情報です。

今日日中の予想最高気温をみますと、昨日と比べると大幅に低くなりそうです。

特に仙台《せんだい》、新潟《にいがた》は昨日より12度低くなるでしょう。

北日本や北陸では冬の寒さに戻りそうです。


今日の予報です。

北海道は雪で、日本海側は猛吹雪《もうふぶき》のところがありそうです。

東北の日本海側や新潟も雪が降るでしょう。太平洋側や九州沖縄は晴れるところが多くなりそうです。

予想最高気温は、青森《あおもり》でマイナス1度、新潟5度、金沢《かなざわ》は7度でしょう。

関東から九州も次第に風が冷たくなりそうです。

▼今日のニュース

今朝早く東京都世田谷区《せたがやく》の住宅で火事があり、火事の後、この家に住む1人と連絡が取れなくなっており、4人が怪我《けが》をして病院で手当てを受けています。

今日午前5時過ぎ、東京都世田谷区にある住宅から火が出ていると、近くに住む男性から消防に通報がありました。

火は2時間後にほぼ消し止められましたが、消防によりますと、この家に住む5人のうち70代とみられる女性1人と連絡が取れなくなっているということです。

また40代とみられる男性が全身にやけどをするなど重症で、大人1人と幼い子ども2人の合わせて3人が、怪我をして病院で手当てを受けています。

警察と消防で連絡が取れなくなっている女性の安否《あんぴ》の確認を進めています。

▼CM原稿「バーチャルツアー」

思いついたときに、フラフラ〜っと気ままな旅行は楽しめないものかしら……

そういうあなたにおすすめのツアーがあります。

アルティトラベルのバーチャルツアー。

行きたいところをクリックするだけで、3D《スリーディー》の映像があなたを素敵な旅にいざないます。

家に居《い》ながらにして、海外旅行も楽しめちゃう。

そしてなんとお土産《みやげ》も買えるんです。

さあ、あなたも早速《さっそく》試してみませんか。まずはアル

ティトラベルのバーチャルツアーで検索！

音読ポイント

アナウンサーの原稿読みと、音読は同じ音声伝達であっても、表現方法、読み方はまったく異なります。

ニュース原稿には、伝えるべき内容のエッセンスが詰めこまれています。どれも聞き漏らしてはいけない大事な言葉です。だからこそ、アナウンサーは、正確に伝えることをいちばんに考え、聞き取りやすい声で、明瞭な発音で、意味が通じやすい抑揚《よくよう》や間《ま》で話す訓練をしています。

また、ニュースには公平性が求められるので、アナウンサーは個人的な感情を交えて原稿を読んではいけません。声に感情は表れるので、それが表れないように淡々と伝える練習をします。

ＣＭ原稿は明るく読みましょう。

おわりに

最後までお読みくださった皆様、ありがとうございます。

本書を通し、声を出すこと、口を大きく動かすこと、文学に浸《ひた》ること、想像を膨《ふく》らますこと……などなど、一つでも楽しいと感じていただけたら、幸甚《こうじん》の至りです。

本書が生まれたきっかけは、「はじめに」でお話しした通り、私自身の体験です。それをどのような本にするか……。

いま私が教室でおこなっているメソッドを取り入れた音読の教本をつくりたい、そんな思いから、まず私が普段教室でお伝えしていることを文字に起こしていきました。

書く作業は、知識や情報の確認作業となり、多くの書物と向き合うこととなりました。専門家の先生がお書きになった文献を読み、知識や理解を深め、私なりに消化して書かせていただいております。

主な参考文献は巻末にまとめました。ご興味があれば、ぜひご参照ください。

また、朗読を通じて知り合った皆様からは、日々多くの学びや気づきをいただいております。皆様との会話から得たものは、私の貴重な財産です。私の朗読教室にご参加くださっている皆様、そして、私に朗読を教えてくださっている河崎早春先生とそのお教室の皆様、本当にありがとうございます。心より感謝申しあげます。

そして、私の人生を変えるきっかけをつくってくださり、いつも元気なエネルギーを与えてくださっている生島ヒロシさん。今回は推薦文も書いていただき、ありがとうございます。

また、私の拙《つたな》い企画書に目を通し、出版への道をつくってくださった、さくら舎の古屋信吾さん、猪俣久子さんはじめ、本書に携《たずさ》わってくださった皆様に、この場を借りて心より御礼申しあげます。

「音読」は毎日1回続けることで効果が期待できます。だからといって、完璧を目指すことはありません。しつこいようですが、無理をせず、肩の力を抜いて、気持ちよく続けてください。

本書をきっかけに、皆様の心とからだが元気になり、やる気が出て、毎日の生活により一層笑顔が多くなりますことを、心よりお祈り申しあげます。

寺田《てらだ》理恵子《りえこ》

●第3章音読テキストの出典・参考文献

五十音　北原白秋『祭の笛』アルス
水のようなひと　おーなり由子『きれいな色とことば』講談社文庫
青葉の下　小川未明『定本小川未明童話全集　12』講談社
だしの取り方　北大路魯山人『魯山人の美食手帖』（グルメ文庫）角川春樹事務所
風立ちぬ　堀辰雄『昭和文学全集　第6巻』小学館
気の毒な奥様　岡本かの子『岡本かの子全集2』（ちくま文庫）筑摩書房
枕草子　清少納言『枕草子』（岩波文庫）岩波書店
心の飛沫　宮本百合子『宮本百合子全集　第十七巻』新日本出版社
吾輩は猫である　夏目漱石『夏目漱石全集1』（ちくま文庫）筑摩書房
夢十夜　夏目漱石『夏目漱石全集10』（ちくま文庫）筑摩書房
人生論ノート　三木清『三木清全集　第一巻』岩波書店
たけくらべ　樋口一葉『日本現代文學全集　10　樋口一葉集』講談社
「女らしさ」とは何か　与謝野晶子『与謝野晶子評論集』（岩波文庫）岩波書店
二つの声　島崎藤村『藤村詩集』（新潮文庫）新潮社
寿限無　「にほんごであそぼ」ＮＨＫ
ういろう売り　二代目市川團十郎『花江都歌舞伎年代記』歌舞伎出版部

●本文参考文献

『呼吸を変えるだけで健康になる』本間生夫（講談社＋α新書）
『すべての不調は呼吸が原因』本間生夫（幻冬舎新書）
『フケ声がいやなら「声筋」を鍛えなさい』渡邊雄介（晶文社）
『声が出にくくなったら読む本』渡邊雄介（あさ出版）
『肺炎がいやなら、のどを鍛えなさい』西山耕一郎（飛鳥新社）
『医師が教える「1日3分音読」で若くなる！』大谷義夫（さくら舎）
『日本健康マスター検定　公式テキスト』一般社団法人日本健康生活推進協会編（ＮＨＫ出版）

著者略歴

元フジテレビアナウンサー。「心とからだ磨きの朗読」主宰。

東京都に生まれる。聖心女子大学文学部を卒業。武蔵野大学人間関係学部を卒業。フジテレビ時代は「オレたちひょうきん族」などバラエティ番組に出演し、人気を博す。その後、フリーになり、二〇〇〇年からは専業主婦として生活していたが、五〇代に入ると父の死、母の認知症、夫の急逝が重なり、心身がボロボロに。そのときから「音読トレーニング」をはじめ、見事に復活。現在、朗読教室・アナウンススクールの講師を務めるかたわら、認知症サポーターとして朗読ボランティアや認知症の理解を深める講演活動をおこなっている。

著書には『60代、ひとりで前向きに生きる』(さくら舎)がある。

「毎日音読《まいにちおんどく》」で人生《じんせい》を変《か》える
——活力《かつりょく》が出《で》る・若《わか》くなる・美《うつく》しくなる

二〇二一年九月一〇日　第一刷発行
二〇二四年六月一八日　第六刷発行

著者　寺田理恵子《てらだりえこ》

発行者　古屋信吾

発行所　株式会社さくら舎　http://www.sakurasha.com
東京都千代田区富士見一―二―一一　〒一〇二―〇〇七一
電話　営業　〇三―五二一一―六五三三　FAX　〇三―五二一一―六四八一
編集　〇三―五二一一―六四八〇　振替　〇〇一九〇―八―四〇二〇六〇

装丁　アルビレオ

装画　Bridgeman Images／アフロ(ウィリアム・モリス)

本文組版　株式会社システムタンク(白石知美／安田浩也)

印刷・製本　中央精版印刷株式会社

ISBN978-4-86581-309-8